中医药国际化 40 年汇编

40 YEARS OF INTERNATIONALIZATION OF TRADITIONAL CHINESE MEDICINE

北京中医药大学 编

U0335041

全国百佳图书出版单位
中国中医药出版社
·北 京·

图书在版编目（CIP）数据

中医药国际化 40 年汇编 / 北京中医药大学编 . —北京：中国中医药出版社，2021.1

ISBN 978 – 7 – 5132 – 6486 – 0

Ⅰ . ①中… Ⅱ . ①北… Ⅲ . ①中国医药学－国际化－研究 Ⅳ . ① R2

中国版本图书馆 CIP 数据核字（2020）第 207561 号

中国中医药出版社出版

北京经济技术开发区科创十三街 31 号院二区 8 号楼

邮政编码 100176

传真 010–64405721

河北省武强县画业有限责任公司印刷

各地新华书店经销

开本 710×1000 1/16 印张 18 字数 368 千字

2021 年 1 月第 1 版 2021 年 1 月第 1 次印刷

书号 ISBN 978 – 7 – 5132 – 6486 – 0

定价 128.00 元

网址 www.cptcm.com

社 长 热 线 010–64405720

购 书 热 线 010–89535836

维 权 打 假 010–64405753

微信服务号 zgzyycbs

微商城网址 https://kdt.im/LIdUGr

官 方 微 博 http://e.weibo.com/cptcm

天猫旗舰店网址 https://zgzyycbs.tmall.com

如有印装质量问题请与本社出版部联系（010–64405510）

序
一

Preface 1

新时代传承发展中医药事业的根本遵循

2019 年 10 月，习近平总书记对中医药工作做出重要指示：中医药学包含着中华民族几千年的健康养生理念及其实践经验，是中华文明的一个瑰宝，凝聚着中国人民和中华民族的博大智慧。这一重要指示，高度评价了中医药事业的历史地位，充分肯定了中医药防病治病的独特优势和作用，极大增强了广大中医药工作者发展中医药事业的信心和动力，是新时代传承发展中医药事业的根本遵循。

中医药事业的重要地位和发展前景

中医药学是中华文明宝库中璀璨夺目的瑰宝之一，蕴含着中华民族对健康福祉的向往和追寻，凝聚了深邃的思想智慧和实践智慧。在一定意义上，理解了中医药学，就能理解中华文明的精髓。历史上，中医药学为中国人民和中华民族做出了重大贡献。几千年来，中医药一直护佑着中华民族的生命健康。中华人民共和国成立以来，党和国家高度重视中医药事业，我国中医药事业取得显著成就，为增进人民健康发挥了重要作用。

未雨绸缪、防微杜渐，是中华优秀传统文化所强调的思维方式和价值观念，"治未病"的中医治疗理念是对这一思维方式和价值观念的深刻反映。实际生活中，重大疾病治疗是人民群众的重要关切点，在这方面，中医药有着丰厚积淀和独特优势。当前，中医药在攻克重大疾病的斗争中已经取得了不少成果，获得了如诺贝尔生理学或医学奖等人类医学最高奖项。与此同时，中医药疗效好，不良反应小，价格相对便宜，用药大多取材于天然草本，容易为群众接受。

习近平总书记指出，要遵循中医药发展规律，传承精华，守正创新，加快推进中医药现代化、产业化，坚持中西医并重，推动中医药和西医药相互补充、协调发展，推动中医药事业和产业高质量发展，推动中医药走向世界。这一重要论述，深刻回答了新时代中国特色卫生健康事业的重大理论和现实问题，指明了中医药的发展战略和前进方向。对中医药发展规律的把握，既要从中医药几千年的发展历史中提炼，又要从中华人民共和国成立后70年中医药事业的发展历程中总结，还要从人类医学发展规律中借鉴；应把中医药的精华原原本本地传承下来，在医疗实践中把中医药的优势充分发挥出来，既不能走样，又不能故步自封，要深入领会守正和创新的辩证法；建立起有效沟通中医药学与现代科学的桥梁，运用不断发展的现代科学阐明中医药学的机理，将中医药科研、中医药产业进一步有机结合，形成整体优势和集约化发展，进而形成可观的经济效益和社会效益；中医药和西医药各有长处，两者相互借鉴、协调发展，最终必将使广大人民群众受益，也更有利于推动中医药走向世界。

新时代中医药工作者的责任担当

坚定文化自信。中医药学是中华优秀传统文化的杰出代表，凝聚着深邃的哲学智慧。例如，"道法自然""天人合一"是中医药理论的立足点和出发点；"仁者爱人""以德立人""以诚待人""讲信修睦"是中医医德和中药行业道德的根本宗旨；"中和""泰和"是中医药理论崇尚"和谐"的充分体现；"安不忘危""治不忘乱""居安思危"是中医药理论"治未病"所崇尚的上工之道。中医药哲学丰富和发展了中华民族的精神世界，也是我们在新时代传承发展中医药事业的文化底气。

涵养人民情怀。健康生活是美好生活的基础和重要组成部分，让人民群众过上健康生活，是中医药工作者的职责与担当。传承和发展中医药事业，就要把中医药中那些跨越时空、超越国度、富有永恒魅力、具有当代价值的内容传承下来、发掘出来、宣传开来，这既是中医药事业自身发展的需要，又是实施健康中国战略的需要，也是中医药工作者扎根人民、为人民服务的光荣使命。

勇于开拓创新。中医药是一门崇尚生命的科学。生生不息，关键在于推陈出新，勇于创新。中医药几千年的发展历史，既是传承的历史，又是创新的历史；既是在中医药自身理论框架下不断壮大丰富的历史，又是积极消化吸收世界各国医学发展优秀成果的历史。在今天，大力推进中医药的现代化、产业化，促进中西医结合，实现中医药的创造性转化和创新性发展，是发展中医药产业的必由之路。中国特色社会主义进入新时代，发展中医药事业具有天时、地利、人和的有利条件。广大中医药工作者要保持战略定力，立足几千年来成功实践积累的宝贵财富，走符合中医药特点的发展路子。中医药事业一定会在新时代实现长足发展，中医药工作者一定会为建设健康中国、实现中华民族伟大复兴的中国梦贡献独特力量。

谷晓红

2019 年 9 月 3 日

序二
Preface 2

开创中医药国际化事业发展的新格局

春生夏长，秋收冬藏。中医药学是中国人民在实践中探索和总结出来的一门集预防治疗疾病、科学养生、强身健体、人与自然和谐相处等关于人的健康理念的理论体系。五千多年来，中医药不仅为中华民族的繁衍生息做出了巨大贡献，也为世界人类的健康事业做出了积极贡献。习近平总书记说："中医药学是中国古代科学的瑰宝，也是打开中华文明宝库的钥匙。"2019 年 10 月，习近平总书记对中医药工作做出重要指示："要遵循中医药发展规律，传承精华，守正创新，加快推进中医药现代化、产业化，坚持中西医并重，推动中医药和西医药相互补充、协调发展，推动中医药事业和产业高质量发展，推动中医药走向世界，充分发挥中医药防病治病的独特优势和作用，为建设健康中国、实现中华民族伟大复兴的中国梦贡献力量。"这对我们在新时代开创中医药事业发展的新格局提出了新要求。

伴随着改革开放的春风，北京中医药大学开启了中医药国际化发展的探索之路。1979 到 2019 年，整整历时 40 年，北京中医药大学一跬一步、求真务实，在这条国际化之路上，有开拓中的探索、有坚守中的守正，更有合作的融合、交流与创新。北京中医药大学作为最早接受国际留学人才的中医药大学，截至 2018 年，学校已经为 100 多个国家和地区培养了约 2 万名中医药专门人才，北京中医药大学已成为中国境内最好的中医药对外教育机构。

习近平总书记指出："文明因交流而多彩，文明因互鉴而丰富。文明交流互鉴，是推动人类文明进步和世界和平发展的重要动力。"

近年来，中医药文化正在成为中外人文交流、民心相通的亮丽名片，北京中医药大学始终以自身的实践展现中华优秀科学与文化的魅力。我坚持认为，要实现中医药现代化，让中医药走向世界，就需要找到让不同民族、文化、背景的人们认识中医药的共同语言，要用现代科学语言将中医药精华展示于世界舞台。

2019年，传统医学正式纳入《国际疾病分类第十一次修订本（ICD—11）》，从此中医学病证成为国际"通用语言"。截至2018年底，我校已与30个国家和地区的117所正规大学和机构建立校际合作关系，北京中医药大学全方位、多角度、宽领域、高层次的对外合作格局正在形成。

中医药拥有几千年的历史，也曾经是中华民族抵御疾病的重要方式。正因为它历史悠久，独有一套中医药语言，有时与现代的语言和理解方式难以融合。探索中医药现代化和国际化的道路，特别身为中医药高等学府的北京中医药大学，担下这份责任刻不容缓。不论对于国内还是国外，要树立起"中医不仅仅是讲养生，中医既能治大病，也能治难病"的概念，要吸引多领域人才一起发展中医药文化。

为了能做好引领中医药高等教育的学科体系、实现中医的现代化发展，并且能够把中医药作为中国古代科学的瑰宝介绍给世界，我们需要达到三个目标：

第一，北京中医药大学作为引领中医药高等教育的学校，最重要的问题是通过这个舞台探索一条适合现代中国年轻人学好中医的道路，培养他们既能运用中医思维，又能借助现代科技手段、现代科技语言诠释中医。

第二，要建立一个既有传承，又有创新的科研体系，这是一条阐述、研发中医精髓的科研体系。因为，中医药学是一个伟大的宝库，凝聚着深邃的智慧。我们要把这个宝挖出来，把这个智慧阐释出来、揭示出来。这既需要严谨的学术研究，需要传承好中医的思想，不走偏，同时又要借助现代科技、生命医学、人工智能、大数据等，来揭示中医的奥秘。

第三，要通过北京中医药大学的临床服务打造多层次的，既有基层服务体系，又有引领作用的医院。探索通过中医医疗服务，构建起符合中国国情的分级诊疗网络体系，展示出中医独特的公共卫生服务能力，为健康中国建设提供方案。

基于上述三个目标，随着国家打响"一带一路"倡议，北京中医药大学将沿着"一带一路"沿线国家和西方发达国家两条线，坚持"走出去"战略，创新中医传播模式，通过成立集医疗、教学、科研和文化传播于一体的中医传播中心，大力推动中医国际化建设。这些海外中医中心采取公助民办的运营模式，即在国家的资金、人才等领域扶持下，坚持民办原则，成立中医中心。

我们现在已经建立了中俄中医中心、中澳中医中心、中美中医中心和中德中医中心等四大海外中医中心。这些中医中心均在发展良好的重点国家区域。作为优先示范点，北京中医药大学将逐步扩大覆盖面，继续在海外搭建集中医药教育、医疗、研究、文化交流功能为一体的传播平台。这些中心已经成了中医药在海外各国各地发展的"桥头堡"。

2019 年开始，我们在俄罗斯、澳大利亚等多个国家举行《理解中医》的展览，有些就设立在当地的中医中心内。这也是我们一直倡导的，推动中医药国际化传播必须采用创新的传播模式之一。用中国传统的文化，用科学的内容，用当地的语言，不仅要呈现在有医学基础、有文化需求、有知识渴望的人面前，更要送到当地对中医药文化一片空白的人群里去。

希望《中医药国际化 40 年汇编》这本书，可以让更多的人知道北京中医药大学国际化的历史，了解中医药国际化发展的现状，共同参与中医药国际化发展的未来。为持续推动中医药在国际医学领域的长足发展，汇聚中国和世界智慧。

北京中医药大学是中华人民共和国教育部直属的一所以中医药学科为特色的全国重点大学，作为中国中医药国际化发展的探索者、创新者和实践者，我衷心地希望中医药在历史发展的长河中代代传承，因为发展而焕发新的光彩，我也希望中医药国际化事业在新时代能够迎来新成果，能够在我们这代人的手里，发挥时代特性，让世界知道她的"神奇"。

徐安龙

2019 年 9 月 3 日

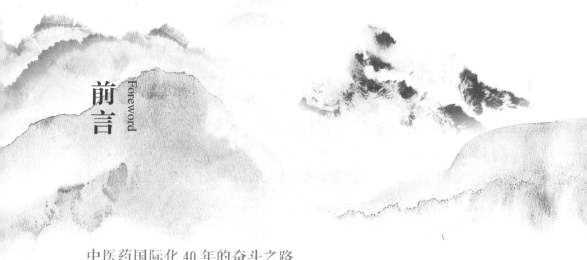

前言 Foreword

中医药国际化 40 年的奋斗之路

中国改革开放 40 年，也是北京中医药大学国际化发展的 40 年。40 年的风雨兼程，40 年的马不停蹄，在国际化的道路上，在亚洲、在欧洲、在美洲、在大洋洲、在非洲，都留下了北中医人奋斗的足迹。作为中医药国际化事业的创新者、探索者和引领者，北京中医药大学紧跟时代步伐，探索出一条中医药国际化的实践之路。

1979 年，北京中医学院（北京中医药大学前身）迎来了第一批欧美西医医生，自此敞开了中国高等医学教育对西方国家开展医学教育的大门。同年，学校开设日本留学生培养班，加大对日交流。1983 年，北京中医学院和日本后藤学园签署两校《长期学术交流合作备忘录》，实现中国和日本的中医药国际化办学的共建探索。1991 年，北京中医学院在日本开设北京中医学院继续教育日本分院。这所学校的建立，不但为日本培养了大批中医药专门人才，而且推动形成日本中医药教育的格局和规范。经过几十年努力，北京中医学院继续教育日本分院已经成功升级为日本中医学院，第一届校友植松捷之先生，成为该校董事长。1991 年，在北京中医学院支持下，欧洲第一家中医药特色医院，德国魁茨汀医院正式建立，开启在西方世界开展系统性、规模化中医药临床服务的大门，经过 30 年的努力，德国魁茨汀医院已成为境外中医药特色医院的标杆。1992 年，中国与韩国建立大使级外交关系，北京中医学院迎来一百多位韩国留学生，自此，中医药来华留学教育规模化发展。几十年来，在北京中医药大学牵头和带领下，全国中医药对外高等教育蓬勃发展，中医药来华留学教育体系不断丰富和完善。北京中医药大学先后在英国、西班牙、意大利、新加坡等国家开展中医药学历教育，创建了中国高等教育第一个境外合作办学项目、欧洲公立大学医学院第一个中医硕士学位项目、世界一流大学第一个中医学 - 生物学双学位合作办学项目、第一个全英文授课中医博士项目，积累了丰富的中医药国际化办学经验。

北京中医药大学秉承用传统链接传统、用现代融合现代、用开放拥抱开放的理念，新时代，在谷晓红书记和徐安龙校长的带领下，学校注重创新驱动，积极探索中医药国际化发展新模式，创新性提出建设"海外中医中心"方案，结合学校建设需求，在全球战略性发展重点国家布局，先后建立俄罗斯中医中心、澳大利亚中医中心、美国中医中心、德国中医中心，实现全球范围医疗服务、科学研究、人才培养、文化传播一体化发展。2014年11月17日，习近平总书记见证北京中医药大学与澳大利亚西悉尼大学签署建立中医中心的合作备忘录，成为中医药事业发展的里程碑。

《中医药国际化40年汇编》全书分为探索的足迹、时代的思考、文化的纽带和海外的桃李四大版块，全景式地生动再现了北中医人求索国际化之路的探索、坚守与创新。

习近平总书记指出：中医药学是中国古代科学的瑰宝，也是打开中华文明宝库的钥匙。其独特的、系统的科学理论，丰富的、有效的实践经验，浩如烟海的学术著作，具有跨越时空、超越国度的永恒魅力与造福人类、保障健康的永恒价值。

勤求博采，厚德济生。一代代北中医人不忘初心，牢记使命。回眸历史，继往开来。在新时代，北中医人将以更开放的思维、以更开阔的视野，赢得更开阔的天地，为建设世界一流大学而不懈奋斗。

编委会

2019 年 9 月 3 日

目录
CONTENTS

·探索的足迹·

·时代的思考·

·文化的纽带·

/ 外籍校友或友好人士 /

大事记

· 海外的桃李 ·

/ 学生眼中的北中医 /

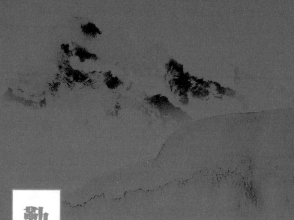

勤求博采　厚德济生

探索的足迹 ▶▶▶

Footprints of exploration

北京中医药大学创建于1956年，是中华人民共和国成立后国务院批准最早创办的高等中医药院校。作为我国中医药高等教育事业的创新者、实践者和引领者，北京中医药大学自建校以来，尤其是改革开放以后，始终坚持道路自信、理论自信、制度自信、文化自信，面向世界，开放包容，发展中医药事业，探索出一条具有北京中医药大学特色的国际化之路。

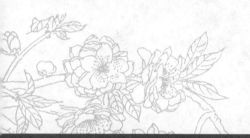

第一阶段
1957—1991 年
忽如一夜春风来，在开放中探索发展

      1978 年 12 月，十一届三中全会召开，中国步入改革开放。在改革开放的春风中，中医药国际化事业迎来了春天。作为中国中医药高等教育的首善学府，1979 年，北京中医药大学接待了第一批欧美高年资的西医医生的到来，打开了我国中医药高等教育面向世界主流医学开展人才培养的大门。1979—1991 年，在中国改革开放的探索期，北京中医药大学逐步扩大与亚洲邻国、欧美等国家的交流、对话与合作，承担并完成中医药国际化工作的道路探索。

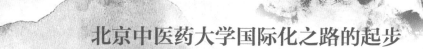

北京中医药大学国际化之路的起步

·吴秀芬·

吴秀芬　生于 1941 年 10 月 27 日。

1966 年毕业于北京中医学院医疗系。

1986—2001 年，任北京中医药大学国际学院院长。

1993—2004 年，任全国中医药高等教育国际交流与合作协会会长，中国高等教育学会外国留学生教育管理学会副会长。

　　北京中医药大学的留学生工作要追溯到 1957 年甚至更早。这也是中国第一所接受外国留学生的高等中医药院校。大约在 1957 年，有 20 余位越南学生来到北京学习中医。他们都是已经有行医经验的西医医生或者是正在学习西医的学生，抱着一个想要了解中医的心态来到了北京中医学院进行学习。

　　在这之后的 1960 年，5 名本科朝鲜留学生来到北京中医学院。当时曾任北京中医学院院长的吴秀芬还是一名普通学生。学校安排她和其余 4 名同学作为一对一辅导员帮助朝鲜留学生学习中医药。朝鲜留学生们中文不是很好，所以吴秀芬院长他们都会把上课笔记写两遍，一遍是自己的，一遍是留学生的。留学生们一共在学校学习了 6 年，回国后将中国的中医药文化带到了朝鲜，对朝鲜的东方医学做出了许多突出贡献，并且其中一位担任了朝鲜东方医学研究院院长一职。

　　毕业后吴秀芬选择了留校任职，主要负责留学生教育的工作。1979 年，北京中医学院东直门医院开设了一个留学生小院。小院里的留学生可不一般，他们都是以欧美国家年资较高的西医医生为主，以博士生和博士生导师为主。而且最特别的是，他们全部都懂汉语，在学习中医知识时能很快吸收。这批留学生在自己国家因个人西医水平较高，所以颇受当地人群的尊重。有了这段学习中医的经历，让他们成为后续在欧美传播中医的一股不可忽视的力量。

后续 10 年中，北京中医学院一直开展留学生短期教育培训。据学校统计，大约有 73 个国家的留学生曾来学校学习。到 1992 年，102 位韩国学生来到北京中医学院，开启了韩国学生来中国学习中医的新热潮。

1992 年中韩建交。中医在韩国很受追捧，中医起源于中国，韩国学生们抱着对于中医的热爱，纷纷来北京中医药学院进行长期学习。1993 年，北中医开始自主招生韩国学生，韩国留学生蜂拥而至。但是要能进入北中医学习，有一道坎，一道语言门槛。韩国学生们首先要参加北中医中医汉语考试。考试形式为，一场考试分为 A、B、C 共三套试卷，现场抽取任意一套试卷进行考试。当时的录取比例之低不亚于高考，比例大约为 6 : 1。北中医坚持不考虑招生数目、不考虑实际收入，要坚持原则，保证学生质量，并且只招收本科学历的学生。成功通过考试的韩国学生，会和北中医本科班的中国学生共同上课，不设小班，不降低要求。

1993 年，由北京中医药大学牵头，成立了中医药高等学校合作交流会，率先探索留学生管理体系。交流会最多的时候包含了大约 28 所院校。这是中国第一个，也是唯一一个行业学会，交流会主要研究留学生教育的管理和经验。

从多年的留学生教育经验中，北中医发现外国学生来华学习中医，语言一直是最大的一个门槛。1996 年，为了解决这个问题，北中医特开设中译汉语培训班，面向还未入学但对中医药文化有兴趣的外国学生们。所有教材由北中医自行编写，主要课程内容为中医术语和中医基础的语言学习。通过最后结业考试的学生，可以直接升入本科班继续学习，不需要再参加入学考试。整个培训班学习过程中，承认学生医学史和中医基础两门课程的学习成绩，进入本科班后无须重复学习直接给予学分。虽然北中医已经尽可能地为学生考虑，但是中文和中医结合学习还是有一定难度的，培训班通过率仅维持在 50%~55%。

　　通过这一系列留学生教育的探索和研究，北中医一直致力于在发展的同时，更要保证教学质量。每一位能在北中医拿到毕业证书的学生，今后都将成为能够独挡一面的中医药学者。他们为中医药国际化的传播、发展付出了相应的能量，也为今后北中医继续开展中医药国际化教育起到了示范和榜样作用。

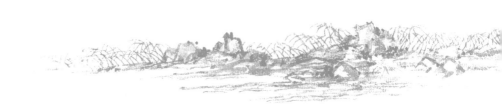

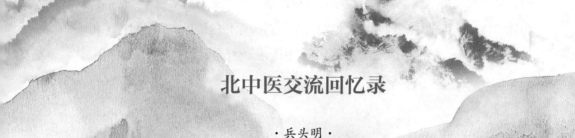

北中医交流回忆录

· 兵头明 ·

兵头明　**1975 至 1982 年在北京中医学院留学，刻苦好学，尊师重道，拜访了许多老中医，是留学生中的佼佼者。其父兵头义清先生是中国人民解放军第四野战军日籍老战士，是中日友好资深人士，曾多次受毛泽东主席和周恩来总理接见。**

光阴似箭，如今已过去 40 多年，兵头明先生不辱使命，回国后即积极投身于发展中医和中日医学交流工作。出版了《中医辨证学》《中国伤寒论解说》《金匮要略解说》《针灸学》等多部著作，2016 年 12 月 27 日接受日本《中医临床》杂志编辑部采访（见《中医临床》2017 年 3 月、6 月期），被盛赞为"启蒙中医学的先驱""架起了日中传统医学交流的桥梁"，赞美之词不断。

　　1972 年日中邦交正常化。1974 年我有幸以第一期日本国费留学生的身份，去北京留学。当时，从日本去中国留学的名额每年只有 10 名。我在北京语言学院接受了中文进修后，1975 年进入北京中医学院开始了专业学习。本科毕业时，作为外国留学生，在特殊的安排下参加了首届北京中医学院研究生班，我刻苦学习，积累了大量知识，1982 年顺利毕业。我怀着对培养我的恩师、老中医、教授们的感恩之心，想把中国传统医学精髓尽快传播到日本的满腔热情，于 1982 年回到了日本。

　　人的缘分真是不可思议。1981 年寒冬，来北京视察教育的日本后藤学园园长后藤修司先生说："兵头君，现在的日本社会，似乎不太认为中医是必不可少的。但是，日本的针灸教育体系需要中医学知识结构的时代，在不远的将来必定会到来。从中国毕业回国后，兵头君来后藤学园工作怎么样？在中国学到的中医学的体会、知识，先在我们学校传播一下如何？"在充满热情的邀请下，我在以针灸专业教育为主的后藤学园，开启了中医学教育的先河。以后藤学园作为起点，我在日本开展的中医普及启蒙教育活动，在诸多前辈的协助下，终于取得了丰硕的成果：1989 年起，日本针灸学校的统一教材中，加入了中医学内容。正如后藤修司园长所说的"日本的针灸教育在不久的将来，必定要加入中医学教育"的"远见之明"，在日本果然预言成真了。

我回国后，由后藤学园毕业生组成的后藤学园中医针灸研修团（第 1 期1982 年 8 月 20—28 日，团长：后藤修司），正式开始了北京中医学院东直门医院临床研修活动。

1983 年 4 月，后藤修司园长问我："后藤学园和北京中医学院缔结学术合作，双方积极地、长期地开展人才交流、人才培养、学术交流，对此兵头君怎么想？北京中医学院是兵头君的母校，能否设法为两校牵线搭桥？"我心中无比激动，这是报答母校的绝好机会啊！当时中国的大学还没有和海外的大学广泛地开展国际交流，如果能够促成双方合作，为母校北京中医学院国际交流贡献我一分力量，对我来讲，将是无限荣幸和自豪的一件大事。

因此，我立即与北京中医学院当时的院长高鹤亭先生取得联络，并非常荣幸地得到了高鹤亭院长的认可。在随后的第二届后藤学园中医针灸研修团（团长：后藤修司）访问北京中医学院期间的 8 月 1 日，北京中医学院高鹤亭院长和后藤学园后藤修司园长签署了两校的《长期学术交流合作协议校备忘录》。

1983 年 8 月 1 日，从这一天开始，母校北京中医学院正式踏入中国"中医药教育国际化"的征程。

根据协议，两校人才交流、人才培养合作自 1985 年正式启动。我至今仍清楚地记得一个小故事。后藤修司先生认为今后日中两国中医药学术交流将会蓬勃发展，因此，他希望北京中医学院优秀年轻中医教师，不仅要学习日语、接触日本文化，还要了解日本针灸教育现状及日本针灸医疗行业现状，进而成为中日两国中医药文化使者。但是，北京中医学院第一批推荐培养人选里有专

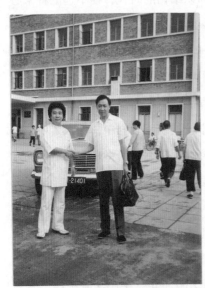

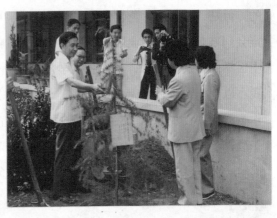

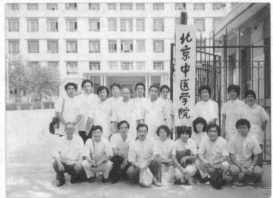

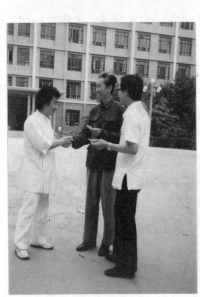

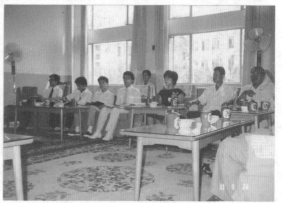

◎　1982年第一期后藤学园中医针灸研修团

业教师朱江老师，还有日语教师王海祥老师。两所学校在人才培养定位上，出现了少许分歧。对此，北京中医学院说明情况，长期持续做好中日双方学术交流，不仅要培养学术型专家，还要培养国际交流型人才。之后的岁月证明了高鹤亭院长高瞻远瞩的决策是正确的，第一期来日教师王海祥先生，在之后长达数十年的时间里，作为北京中医学院对日交流的窗口和桥梁，为中日两国中医药教育交流、学术交流，发挥了非常大的实际作用。后藤修司园长对高鹤亭院长"远见之明"给予了高度评价并表示敬佩。

两校人才培养5年计划里，北京中医学院先后有10名老师作为中日中医药学术交流的桥梁，留学日本，完成了后藤学园的系统培训。例如，第一期培训生（1985年5月2日—1986年4月20日）朱江老师、王海祥老师，第三期培训生（1988年6月16日—1989年5月31日）邬继红老师，第四期培训生（1989年5月8日—1990年3月31日）赵吉平老师，这些人才在随后的岁月里，为促进日中学术交流做出了应有的贡献，至今仍活跃在日中交流的最前线。

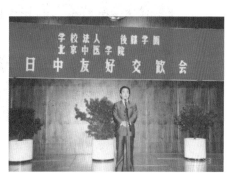

◎ 1993年5月2日，北京中医学院欢迎后藤学园第八期中医针灸研修团欢迎会上，后藤修司学园长致辞

另外，由后藤学园毕业生组成的后藤学园中医针灸研修团，1982年（第一期）至1991年（第十期）期间，在北京中医学院东直门医院进行了临床研修。同时，自1986年（第一期）起，后藤学园每年组织在校生来北京中医学院东直门医院进行临床研修，至2019年夏天，已有第33期后藤学园中医针灸研修团，在北京中医药大学东直门医院完成了临床研修。截至今日，约有1200名后藤学园相关人员在北京中医药大学进行了研修、学术交流。对以北京中医药大学为母校的我来讲，没有比这更加光荣和自豪的事情了。

在这40年间，后藤学园与北京中医药大学能够实现充实的国际交流，得益于后藤修司先生、高鹤亭先生这两位拥有"远见卓识"的领导，并得到北京中医药大学历届领导及老师，以及众多相关人员的指导和协助。

光阴如箭，作为校友，40多年来的许多回忆，就像走马灯一样，浮现在我的脑海里。在此，向40年以来一直为两校乃至两国中医药教育交流、学术交流做出贡献的如下人员表示衷心的感谢：作为世界中医药交流先驱，拥有卓越的"先见之明"，为中日两国学术交流奠定了坚实基础的后藤修司、高鹤亭先生；北京中医药大学历届校领导；众多相关专家、老师。最后，特向1/4世纪以来，为两校乃至中日两国中医学术交流鞠躬尽瘁的王海祥先生，表示衷心的感谢。

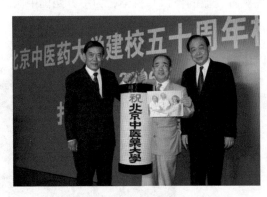

◎　北京中医药大学建校五十周年校庆

曾经指导我学习中医的专家包括任应秋、刘渡舟、董建华、赵绍琴、胡希恕、马龙伯、刘弼臣、王伯岳、杨甲三、程莘农。

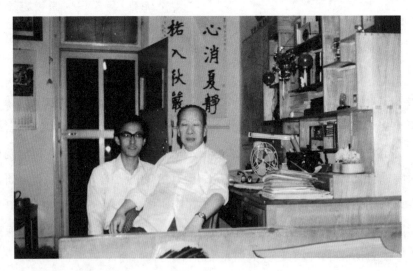

◎　在任应秋老师的书斋

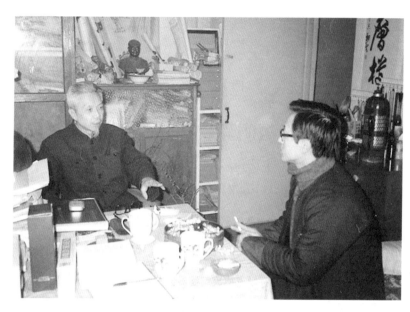

◎ 在程莘农老师的书斋

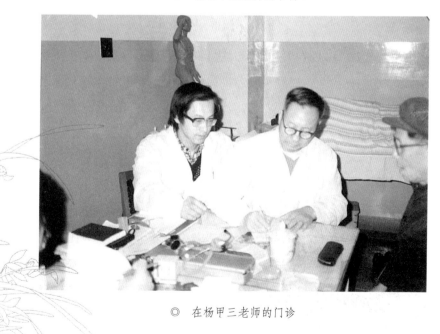

◎ 在杨甲三老师的门诊

中医明珠食疗药膳闪耀东瀛

·焦望义·

焦望义　旅美博士。

美国全国针灸暨东方医学资格鉴定委员会三届董事会主席。美国斯坦福大学医学院医学针灸主讲教师。

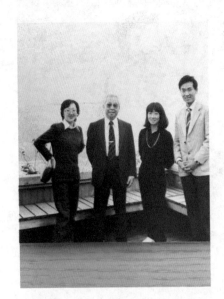

◎ 焦望义与翁维健教授、朱江教授
及日本研究生在日本富士山

早春三月，一场春雨过后，大地上绿草茵茵，闲庭信步在圣梵西斯科的金门公园中，穿过日本茶园朱红色的大门，眼前一亮，成簇的樱花灿烂地怒放着，谜一般地将我带回到 30 多年前的首次扶桑之旅。

1985 年的 10 月，金秋的北京，万里晴空，在中国民航飞往日本东京的飞机上坐着中医养生药膳代表团的成员们，他们是北京中医学院中医系基础部中医营养教研室主任、著名养生食疗专家翁维健教授，松鹤楼饭庄的田大厨，以及当时还是一位青年教师的我。受国家卫生部委派，我们此行的任务是承担北京中医学院对外合作交流项目到日本传授中医营养学，协助建立日本首个养生食疗药膳饭店，同时考察日本营养饮食文化。

我们一行抵日后，开展了广泛的对日中医饮食文化交流。翁老受邀到后藤学园举办了中医食疗的讲座。翁老鹤发童颜，讲课风趣幽默，妙语连珠，所讲的饮食料理、疾病种类非常贴近生活，课堂上笑语不断，中华食疗药膳文化博大精深，翁老的讲座深深地折服了年轻的日本学子们，讲座取得了极大的成功。

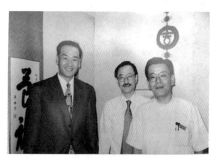

◎ 焦望义与兵头明课长在后藤学园

后藤学园是日本传播中医文化的先驱，与北京中医药大学的院际交流历史源远流长。园长后藤修司先生热爱中国文化，渴慕中国医学，先后来华几十次，他每年都选送几十名的日本研习生到北京中医学院学习，学园的中国医学课长兵头明先生是1972年中日邦交正常化后，由敬爱的周恩来总理批示，日本首批来华留学生，是北京中医学院的优秀毕业生，现在是日本汉方学的中坚力量。

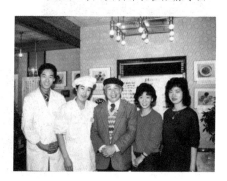

◎ 焦望义在养生药膳饭庄开幕式

经过多日紧锣密鼓的筹备工作，位于东京都港区新桥的味芳斋中华药膳养生饭店隆重开幕，此乃划时代的传统中医食疗养生保健料理在日本的首次完整呈现，轰动了日本饮食界、医学界、文艺界。开业时冠盖云集，衣香鬓影，传媒界做了广泛的报道。

我们为了让日本民众完美体验原汁原味绝美的中医营养学，采取了中医座堂的方式。每一位食客进门先由中医师给予望、闻、问、切的诊断，为其设计出茶饮、汤粥、前菜、药酒、三道主菜、餐后甜品等系列套餐。日本美食家品尝后，对中华几千年的美食赞不绝口。按照日本当时的时尚和市场趋势，我们推出了不同的主题晚宴，例如女士的瘦身减肥美容套餐、男士的雄壮强身健体套餐。当时正值年终岁末，各大株式会社的忘年会、新春会不断。每晚宾客盈门，车水马龙，盛况空前。一衣带水的日本，自从鉴真和尚东渡日本，将佛教

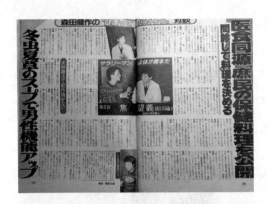

◎ 日本杂志对养生药膳饭庄的报道

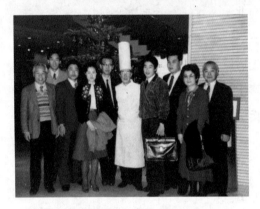

◎ 焦望义与来访日本的中国卫生部代表团

和汉医学传播到扶桑国，医食同源、药食同理的概念早已深入人心，当货真价实的精美绝伦的中华药膳呈现在他们面前时，使美食老饕们欣喜若狂。此次的日本之行为中日医学文化交流添写了浓彩重墨的新篇章。

历经三个月的不懈努力，我们圆满完成了卫生部委派的任务，当日本人新奇地望向我们胸前的校徽时，作为北中医人倍感自豪，在宣传了我们学院的同时，也为学校带回了丰厚的外汇收入。根据我们在日本的考察结果，不久便催生了北中医的养生康复食疗专业，本人也在大洋彼岸为中医专业的博士研究生开设了中医营养学的必修课，后来日本友人告之，几年中日本的药膳饭店如雨后春笋般冒出了八百多家。

卫生部外事处的领导来日视察工作，抬头望向窗外，樱如云，霞满天，心中祝愿伟大的祖国永远繁荣昌盛，母校北中医人才辈出，勇往直前！

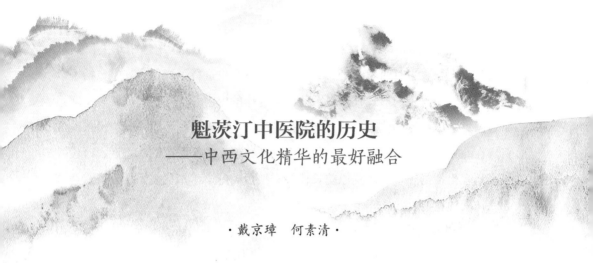

魁茨汀中医院的历史
——中西文化精华的最好融合

· 戴京璋　何素清 ·

戴京璋　男，1962 年 4 月出生。教授、主任医师。

北京中医药大学东直门医院，现外派北京中医药大学魁茨汀医院工作，任中方院长。

1985 年毕业于北京中医学院中医系，获医学学士学位；1985—1988 年师从国医大师吕仁和教授学习，获医学硕士学位。

1988 年 7 月起在北京中医药大学东直门医院内科工作，2002 年 6 月至今外派至北京中医药大学魁茨汀医院工作，任中方院长。

何素清　女，北京中医药大学国际交流与合作处前副处长。

魁茨汀中医院的历史始于 1986 年中德双方，即施道丁尔先生与高虎城先生在巴黎的会谈。

德国富商施道丁尔是德国魁茨汀市的首富，该市周围森林都是他出钱种植的。施道丁尔先生当时已罹患（心脏）重疾，我校名誉教授意大利籍的吴道霖教授（意大利热内亚大学教授）推荐的久居香港的谢琳女士来找时任学院院长高鹤亭老师，拟请我校针推系气功教研室的李晓明教授和刘东老师为来访的德国施道丁尔先生诊治心脏病。经两位老师的初步诊断和治疗，施道丁尔先生感到有效，提出请两位老师赴德国为其进行较长时间的治疗，经校领导研究，同意与其签署了合作意向书。

高先生当时的身份是一位商人，后于 2013 至 2017 年出任中华人民共和国商务部部长。当时两人对于双方可能的经济合作进行了探讨，其中包括了以在德国建立中医院的形式开展中医药领域合作的内容。为此，高虎城先生联系了自己家乡山西省的代表，并计划安排老施道丁尔先生到太原访问，但未能成行。在北京中医学院得知施道丁尔先生欲在德建立中医医院的意愿后，时任院长高鹤亭教授与东直门医院原院长杜怀棠教授向施道丁尔代表团发出了欢迎到北京访问的邀请。

1987 年 9 月由时任院长王永炎、国家中医药管理局诸国本副局长率团，由气功研究所所长杨秦飞教授（懂德文）、李晓明老师组团赴德国魁茨汀考察进一步与德方协商合作事宜，同时签署了合作协议。12 月于魁茨汀（现名巴特魁茨汀）签署了合作建立中医医院暨中医培训中心的协议。

施道丁尔先生当时罹患的（心脏）重疾，经过中医治疗后病情得到很大改善，合作进程也因此得以顺利推进。他的理念既简单又合理："既然中医药能够帮助中国人，为什么不能将其用于治疗欧洲人呢？"且他本人就是一个受益于中医治疗的成功案例。就此他致力于德国第一所传统中医医院的建立，并于1988 年 9 月至 12 月，在魁茨汀举办了第一期中国教授对德国医生的中医培训课程。

根据协议，德方用三年时间在魁茨汀建立了拥有 200 张床的中西医结合医院。随后他对此前的一所魁茨汀西医院进行了改建和全面修缮，并竭力争取政府对此项合作的批准。当时在德建立独具特色的中医院并不符合德国当局的规划，因而困难重重，所以西医由施道汀格尔的女婿舒尔医生及其诊所参与合作。根据中方对医院建设的要求，经过三年的建设，1990 年年底医院建成。

魁茨汀中医院是德国第一所中医医院，1991 年 3 月举行开业典礼，6 月正式开院，并举行了盛大的开业仪式，时任德国联邦卫生部部长的 Gerda Hasselfeldt 女士与中方高级代表团（包括时任中国驻德国大使梅兆荣、国家中医药管理局诸国本副局长等）出席了本次仪式。我校派遣了以东直门医院为主的第一批医疗团队。医院取得了建院必需的所有许可。对此要感谢老施道丁尔

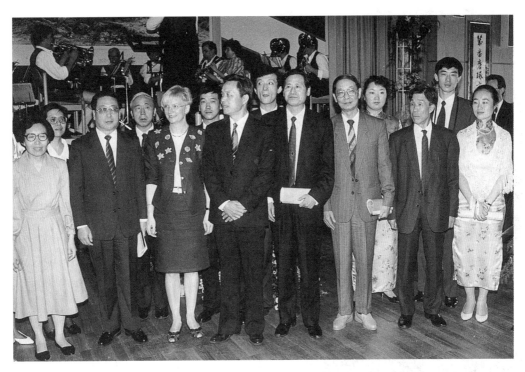

◎　1991 年 3 月 18 日魁茨汀医院开院典礼。时任德国卫生部长哈斯费尔德女士、国家中医药管理局诸国本副局长、中国驻德国大使梅兆荣及中国代表团出席

先生坚持不懈的努力和与政府间的不断斡旋。

　　住院病人经过在该院住院半年和门诊治疗，均取得了较好的疗效。随着疗效的显现，德国报纸、电台不断报道，医院受到德国卫生部重视。周边国家捷克、匈牙利的患者也陆续前来就诊，使中医药在欧洲得到了不小的推动。德国魁茨汀的医疗团队成员每两年换一批。每年回国休假一个月，工资照发，往返旅费由德方承担。

　　老施道丁尔先生的儿子，安东施道丁尔先生从建院至今一直是魁茨汀中医院的管理者。自建院始他就致力于让法定保险承担中医医疗费用，1991 年 7 月医院与所有法定保险公司签订协议，同年 8 月 1 日协议开始生效。这意味着，所有住院患者的治疗费用都将全额由法定保险承担。这是魁茨汀中医院历史上的里程碑（至今医院仍是德国乃至欧洲唯一一所保险公司全覆盖的中医医院）。自此，医院住院率始终居高不下，截至 2018 年年底，住院患者共计约 3 万人。

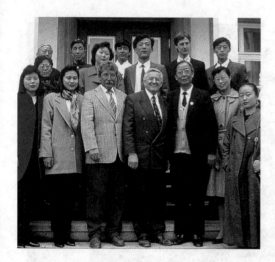

◎ 首任中方院长廖家桢教授及其带领的首个中方团队成员与老施道丁尔先生、时任德方院长戴宁格主任医师及当时的主治医生哈格先生（现为医院德方院长）合影

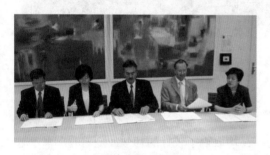

◎ 中德合作协议签署现场

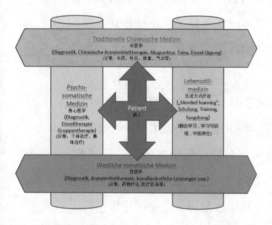

◎ 魁茨汀医院以病人为中心的宗旨理念融汇了中西医学的精华

　　魁茨汀中医院自建院就设立了科学委员会，成员来自德国境内外（包括北京中医学院）的六所大学。委员会的工作内容及目标包括对诊断及治疗方法的研究和比较、中医药临床与安全性研究，以及医学培训教育的组织和筹办等，为此医院于1992年成立了中医学校。

　　2003年慕尼黑工业大学与北京中医药大学签署了合作协议。

　　2005年魁茨汀中医院开设门诊部。

　　2005至2010年底三方合作开办迪拜中医治疗中心。

　　2008年魁茨汀中医院荣获由世界中医药学会联合会颁发的"中医药国际贡献奖"。

　　2010年魁茨汀中医院被命名为"北京中医药大学德国魁茨汀医院"。

　　2010年魁茨汀医院与保险公司签署了新的协议，成为身心医学与心理疾病专科医院。

　　魁茨汀医院以病人为中心的宗旨理念融汇了中西医学的精华，这一理念由四部分组成。第一部分是传统中医药学。来自北京中医药大学的中医药学专家和医生们遵循着有几千年历史的中医学理念与经验，对病人进行治疗；自1991年建院以来，医院与德国众多大学密切合作，开展多项研究，验证了中医药对慢性疾病的有效性与安全性。

第二部分是身心医学。众所周知，人的躯体与精神心理密不可分。长期的躯体疾病会导致精神心理病症；反之亦然，长时间地处于精神压力之下，人的身体功能也会出现问题。这一"心神合一"的理念就正是我们中医"天人合一"的理论基础，并且体现在我们诊治病人的方方面面。

第三部分是生活方式疗法。我们试图将传统和现代保健与预防方法相结合，旨在教导病人以正确的理念和生活方式生活，积极主动地参与其中，充分调动自身能力，以促进其身体的康复和保持健康。

第四部分是西医学。详尽的西医学诊治方法是中西医结合优势互补的基础之一。

自 2011 年到 2017 年，魁茨汀医院和慕尼黑工业大学共同组织举办了 5 次中欧中医药合作与发展论坛。

2012 年中国国家中医药管理局与巴伐利亚州环境与健康部签署中医领域的合作备忘录。2012 年北京中医药大学与迪根道夫应用技术大学签署了合作协议，旨在促进双方在中医学研究和培训方面的合作。2013 年双方又就中医硕士学历

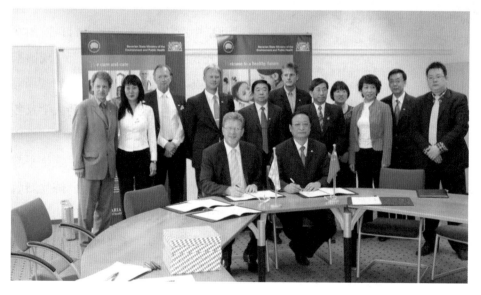

◎ 中国国家中医药管理局与巴伐利亚州环境与
健康部签署中医领域的合作备忘录

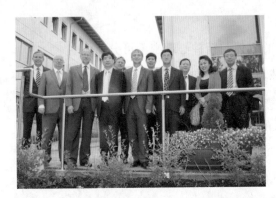

◎ 2013 年 6 月徐安龙校长率团访问迪根道夫技术应用大学并签署合作协议

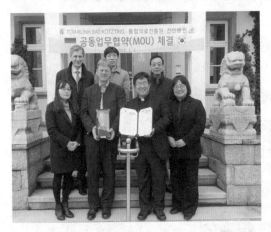

◎ 2018 年韩国综合医药研究所与魁茨汀医院签订合作协议

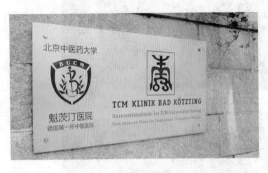

◎ 北京中医药大学魁茨汀医院牌

教育签订了合作意向书。

2015 年香港浸会大学与魁茨汀医院签署合作框架协议。

2016 年魁茨汀医院疾病预防和中医门诊治疗中心正式开业。

2017 年 10 月魁茨汀医院与巴伐利亚州公共保险 AOK 就在疾病预防和中医门诊治疗中心开展"改变生活方式预防疾病项目研究"签署协议。

2018 年韩国综合医药研究所与魁茨汀医院签订合作框架协议。

2018 年 12 月中国国家中医药管理局党组书记余艳红教授到访魁茨汀医院,为中—德中医药中心(魁茨汀)项目揭牌。余艳红教授被载入巴登魁茨汀荣誉贵宾人物册,并题词。

北京中医药大学德国魁茨汀医院的发展离不开我国国家政策与卫生部(现国家卫生与健康委员会)、国家中医药管理局等领导的支持,离不开北京中医药大学及各附属医院领导们的关心与亲临指导,也离不开廖家桢教授、商宪敏教授、武维平教授、邢贵方教授、戴京璋教授、陈立新教授等为代表的几代"北中医人"为此付出的心血和不懈努力,在此向他们表示崇高的敬意和感谢!

ERÖFFNUNG
CHINA-DEUTSCHLAND-
TCM-ZENTRUM
BAD KÖTZTING

PROF. DR. YU YANHONG
VIZE-GESUNDHEITSMINISTERIN
DER VR CHINA

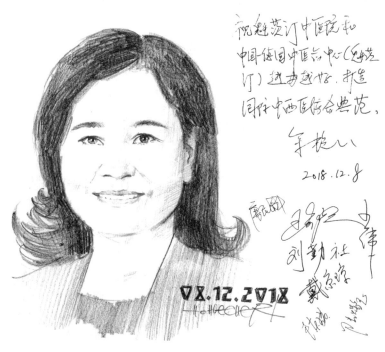

◎　余艳红教授被载入巴登魁茨汀荣誉贵宾人物册，并题词

第二阶段
1992—2000 年
映日荷花别样红，在使命中求真务实

　　1992 年 8 月 24 日，中国与韩国正式建立大使级外交关系。在中韩建交之际，北京中医药大学迎来大批韩国留学生。也正是在 1992 年，中国的改革开放进入"建制期"。规模化留学生的到来，使北京中医药大学成为我国最早建立完善的中医药专业留学生培养体系的高等学府；在海外，北京中医药大学开始与英国 Middlesex 大学合作办学，这是第一个中国高等院校在境外授予学位的合作办学项目。1992—2002 年，无论是"请进来"，还是"走出去"，北京中医药大学紧随时代浪潮，"建章立制"，务实合作，"北中医国际化经验 1.0 版本"开始形成，为我国高等教育的对外开放贡献了中医药样本经验。

日本校回忆录
——北京中医药大学日本校的成立与发展

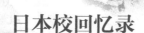

·高鹤亭　李宏·

高鹤亭　男，曾任北京中医学院院长（任期 1985 年 11 月—1992 年 3 月），曾任世界
医学气功学会秘书长。

李宏　北京中医药大学日本校教务负责人，中国执业医师，在日本从事中医中药继续
教育工作多年。

　　自公元 6 世纪中医药传入日本以来，日本民众对中医非常热爱，收藏了许
许多多中医古籍文献，比如收藏在京都仁和寺的唐代《黄帝内经太素》和《新
修本草》。近代，在中日两国研究者的努力下，亦有数以百计的中医古籍被送
回中国。两国之间在中医药领域的学术交流也从未间断。

　　随着改革开放的发展，20 世纪 80 年代逐渐恢复中日友好，日本医生看到
了中医能切实有效地解决西医无法解决的问题，广大日本民众学习中医的热情
也很高。鉴于上述情况，日本东京针灸院院长名仓仟、东洋医学杂志社社长长
谷川佳截（已故）和赴日中医专家秦汉琨，经过前期充分调研和紧锣密鼓的准
备后，于 1991 年 10 月开办了第一期中医培训班。学员大多从事医疗、药房等
工作，平日上班，所以上课安排在周末。教学场所设在名仓仟针灸院内，场
地紧张，容量有限，第一期只招了 64 名学员，尚有大量学员虽已报名但未被
录取。

当时我担任北京中医学院院长，通过秦汉琨了解到上述情况后，感到中医药教育在日本民间发展潜力巨大，因此，于 1992 年 1 月 5 日，带领时任副校长高奎乃、国家中医药管理局外事司张晓瑞、教育司李安邦，以及大学继续教育部主任苏华等专家，一同前往日本商谈合作。经过 3 天的紧张商谈，与名仓仟、第一期学员黑泽义雄等达成了拟在日本建立北京中医学院继续教育日本分校的意向，我校派遣专业教师授课，学员完成课程计划并考核通过，则予颁发学院结业证书。

1992 年 8 月，经卫生部的支持及国家中医药管理局的同意，中日双方签订了合作办学协议，在全国中医院校中，率先在日本东京建立了分校，其校名为北京中医学院继续教育日本分校（1993 年 12 月更名为北京中医药大学日本分校），由名仓仟任董事长、黑泽义雄担任校长，秦正雄、秦汉琨担任副校长，并聘请了日本汉方医学权威矢数道明（已故）及藤平健（已故）先生任日本分校顾问，他们给了日本分校许多支持与帮助，衷心向他们表示感谢。

到了 1995 年，分校领导班子成员大多年事已高或已故，为确保分校持续发展，经学校同意，我前往分校担任了校长，并任命郭维琴任副校长、张文选任教务长，共同组成新的分校领导班子。

学校陆续派遣赴日本分校授课的教师包括王绵之、焦树德、孔光一、吕仁和、田德禄、钱林、翁维健、韩平、贺兴东、张吉、肖承悰、郭维琴、谷世喆、刘燕池、肖俊平、杨维益、王洪图、高学敏、金光亮、韩涛等。教材则采用了我校中医本科各专业教材，日本分校将其译为日文用于教学。

通过不断摸索，日本分校得到长足发展，从设立之初的中医中药继续教育专业（三年制），逐渐增加了药膳、针灸、气功推拿等一年制专业，并面向全日本的医师、药剂师、营养师和医疗技师招生。日本分校一经对外招生，就轰动了日本社会，也迎来对中医感兴趣的一般民众，甚至有些学员，每次均从北海道和西九州周末坐飞机到东京上课。到 2001 年底，该校一共招收了 20 期学生，结业生大约有 500 人。

2002 年 3 月，学校更名为"北京中医药大学日本校"（以下简称日本校），由植松捷之先生任董事长。

现任董事长植松捷之先生就是 1991 年 10 月入学的第一期学生中的一名，植松先生的夫人和女儿也先后在该校学习。他们一家人都积极推进中医药在日本的发展，植松先生曾担任日本中医药研究会副会长。2002 年，日本分校因建设临床中医康复医院，导致经营出现危机时，植松先生毅然接任董事长，已故的长谷川先生为副董事长。变更董事长后，虽然也经历了不少的风风雨雨，但在北京中医药大学大力支持下，通过本人和植松董事长、时任事务局长胡青女士的共同努力，一边租校舍一边招生，学校逐步走向正轨，2 年后招生人数趋于稳定，中医中药专业的入学人数由 2002 年的 10 余人上升到 2004 年的 70 余人。

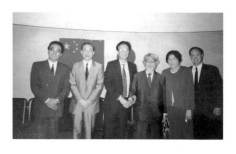

◎ 从左至右：韩平、高鹤亭、朱杰、黑泽义雄、秦汉琨、贺兴东。摄于 1992 年 6 月 21 日

为保证教学质量，北京中医药大学定期派遣知名教授去日本校授课，他们经验丰富，授课由浅入深，深受好评。他们备课一丝不苟，那时没有电脑和投影仪等设备，所有讲稿都是手写，复印后发给学生使用。

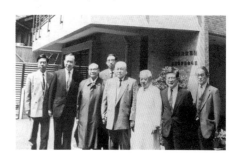

◎ 1993 年北京中医药大学日本分校成立。从左至右：钱信忠部长秘书、高鹤亭、矢数道明、卫生部钱信忠部长翻译小苑、钱信忠部长、矢数道明儿子、名仓仟、长谷川。摄于 1993 年 4 月 9 日

2012 年 3 月，在日本校建校 10 周年之际，当时的北京中医药大学副校长徐孝先生、外事处处长张立平女士等人前往东京参加校庆大会。他们给日本校带去了常江副校长亲笔书写的"和谐发展造福人类"的书法作品，至今仍悬挂在日本校的教室里，勉励学生好好学习，回报社会。

20 多年来，在北京中医药大学历届领导积极推动和支持下，加上日本民众对中医中药的需求以及中医界同仁对高水准中医知识的追求和热情，日本校不负众望，为日本社会培养了上千名高水平、对中国友好的中医药专业人才。日本校的结业生活跃在日本中医事业的各个领域，大力推动了日本中医学术发展。

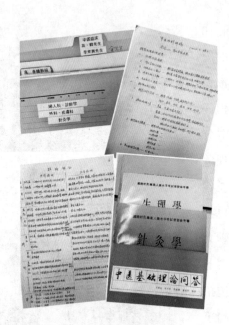

◎ 日本校前期使用的部分教科书、参考书以及教授们手写的讲稿和教材

日本校于 2018 年初，改名为日本中医学院。由于本人年事已高，借此机会我也卸任校长一职，新校长现由长期在日本校执教的韩涛教授接任，也衷心期待新的学校在以往的基础上，拓展思路，更上一层楼，为日本的中医教育发展做出更大的贡献。

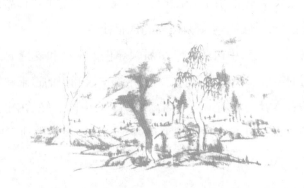

回顾西班牙中医高等学校
——欧洲中医基金会与北中医的合作

·陈玉伶 何素清·

陈玉伶 女，西班牙中医高等学校（Escuela Superior de Medicina Tradicional China）校长。

何素清 女，北京中医药大学国际交流与合作处前副处长。

拉蒙·玛丽亚·卡尔杜奇先生毕业于巴塞罗那大学，在法律和经济专业获得两个硕士学位证书。现任西班牙欧洲中医基金会副主席、世界中医药学会联合会监事会主席、欧洲中药商会主席、全欧中医药学会联合会副主席等。

1988年，身为西班牙企业家的拉蒙先生，因其两岁幼子患了极为罕见的脑白质退化症，遍访了欧洲最权威的西医专家但治疗无效，被预测存活时间不到一年，而且这期间患儿的肌肉萎缩将越来越严重，十分痛苦。

面临如此绝症，拉蒙先生在朋友的介绍下带着孩子来北京求治，中医治疗是他最后一线希望！1987年拉蒙先生的夫人柯劳蒂娅带儿子在北京治疗脑瘫，长期住在北京友谊宾馆。经过两年与中国保姆的相处，她已经能够用比较流利的中文与中国人交流（她同时可以用意大利语、法语、英语与我方人员交流）。她听在友谊宾馆为儿子治疗的医生讲，我校王永炎教授系治脑病的专家，于是就请王永炎教授前去治疗，当时，北京中医学院东直门医院的大夫们配合针灸、气功、中药、推拿精心治疗患儿，取得了可喜的疗效。于是，拉蒙先生决定把中医引入西班牙。

1989年拉蒙先生在他的家乡西班牙安波斯塔市开设了第一家中医诊所，次年又创建了中医高等学校（西班牙文：Escuela Superior de Medicina Tradicional China），以便开展中医药和针灸的临床服务和四年制高等教育。中医针灸独特的疗效赢得了越来越多西班牙人的信赖，拉蒙先生也随之在西班牙各大城市增设了十多家诊所，包括首都马德里及巴塞罗那、瓦伦西亚、塔拉戈纳、阿利坎特市等。

于1992年夏天，王永炎教授介绍拉蒙夫妇来我校外事处商谈有关事宜。正值当时西班牙留学生胡安·黄浩和意大利留学生菲德里克在我校学习中医针灸，两位医生的中文水平已比较高，拉蒙先生便请他们共同参与了与我校合作的商谈。他与当时的北京中医学院高鹤亭院长签署了合作协议，宗旨是通过在西班牙开设中医诊所和学校来广泛传播中医医疗和教育，造福西班牙和欧洲人民，确定在西班牙马德里、巴塞罗那、瓦伦西亚、拉蒙家乡安波斯塔共设四个门诊部。马德里由胡安·黄浩负责，巴塞罗那由拉蒙先生负责，瓦伦西亚由拉蒙先生的夫人柯劳蒂娅负责，拉蒙家乡由拉蒙先生的父亲负责。同时在意大利、罗马也建了中医针灸门诊部，由意大利留学生菲德里克医生负责。

上述五个门诊部先后于1992年、1993年启动诊疗工作。我校先后为上述五个门诊部选派了相关专业人员：① 1992年为马德里中医药针灸诊所派遣了东直门医院周平安教授及我校药厂张素斋教授。② 1992年为巴塞罗那诊所选派了针灸系陈子富教授。③ 1992年为瓦伦西亚诊所选派了针灸系一位中年主治女医生。④ 1993年为拉蒙家乡诊所选派了针灸系一位中年主治男医生。⑤ 1992年为意大利罗马诊所选派了针灸系何树槐教授。所选派专业人员每人工作两年，每年回家休假一个月。往返旅费均由西班牙方面支付。1993年北京中医药大学龙致贤校长、1994年国家中医药管理局曾守司长和北京中医药大学崔文志书记、1995年北京中医药大学张文贵副校长都先后访问了上述合作的门诊部。

通过与北京中医药大学的合作，当地群众了解到中医针灸是一套完整的医学体系，是一个正规的高等教育专业，对学习中医感兴趣的人数也日益增多，中医高等学校每年在校生达一千多名。与此同时，拉蒙先生把孩子带回到西班牙，在东直门和广安门医院大夫们坚持不懈的努力治疗下得以延长了五年的生命，更重要的是，在这期间患儿的痛苦明显减轻，最终在相对比较好的生活质量下安详离世。

30年来，北京中医药大学曾先后派出了近百名临床和教学经验丰富的专家和教师们到西班牙中医针灸诊所和中医高等学校参加门诊和培训工作，包括2003—2010年多次合作开办专题高级班，由北京中医药大学的专家们到设于马德里、巴塞罗那和瓦伦西亚的三大分校巡讲，培训了近千名西班牙学员和健康科学在职人员。此外，每年暑期，西班牙中医高等学校组织学生团到北京中医药大学附属医院进行临床见习，提高了西班牙学生的临床技能，促进了两国师生之间的友好交流。

多年来，北京中医药大学和西班牙中医高等学校及欧洲中医基金会建立了深厚的友谊，双方不忘初心，秉持着平等互利的原则，以严谨认真负责的态度，共同在西班牙广泛传播中医。北京中医药大学历届校领导们多次率团到访西班牙，实地考察双方合作开展的临床和教学情况，支持和出席由西班牙中医高等学校及欧洲中医基金会在西班牙主办的几届中医国际学术大会。同样，拉蒙先生也定期携同学校和基金会的高层主管拜访北京中医药大学，积极参与学校举办的学术交流活动。2009年，双方在原有的坚实合作基础上续签了合作协议，商定在教学、科研、医疗等方面开拓更多新的领域的合作，共同为中医国际化做出应有的贡献！

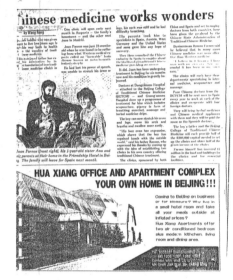

◎ 1988年《中国日报》报道拉蒙先生患儿接受中医治疗的消息

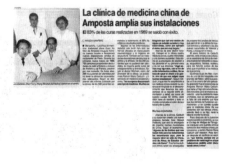

◎ 西班牙报纸报道拉蒙先生1989年在安波斯塔市开设的第一家中医诊所

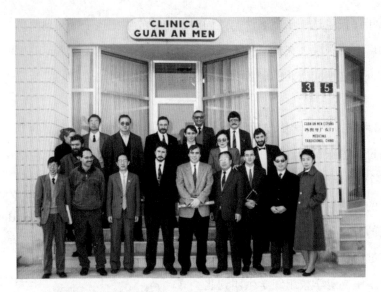

◎ 拉蒙先生 1989 年在安波斯塔市开设的第一家中医诊所

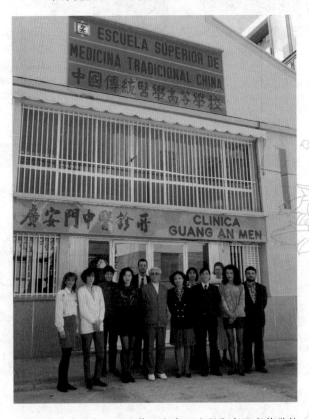

◎ 在安波斯塔市开设的第一家中医诊所和中医高等学校

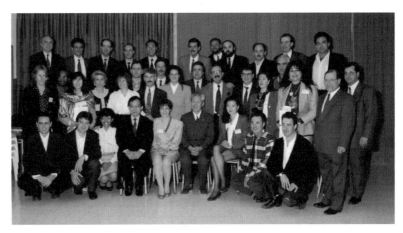

◎ 北京中医学院高奎乃院长赴西班牙出席学术大会

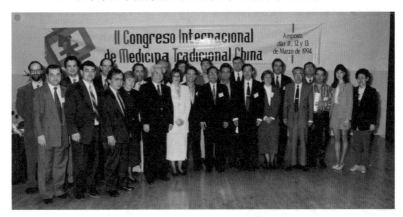

◎ 北京中医药大学龙致贤校长赴西班牙出席学术大会

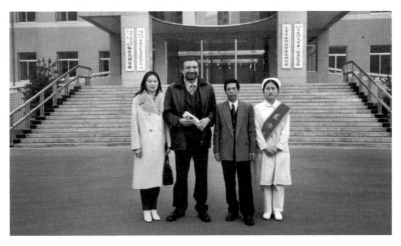

◎ 拉蒙先生参观北京中医药大学东方医院

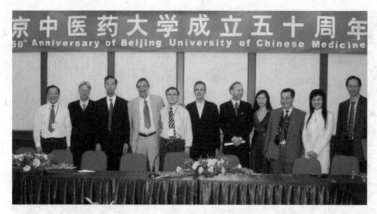

◎　拉蒙先生率团参加北京中医药大学建校五十周年庆祝活动

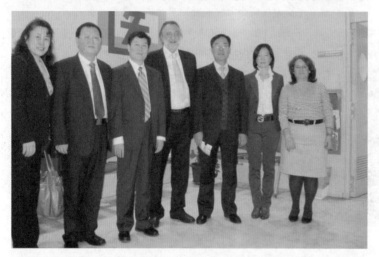

◎　北京中医药大学学校领导访问马德里中医诊所和学校

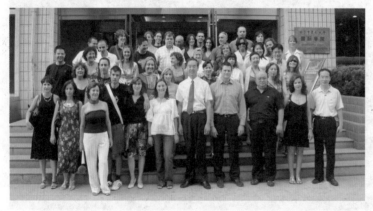

◎　北京中医药大学乔旺忠校长与西班牙中医高等学校参加北京暑期临床见习学生团合影

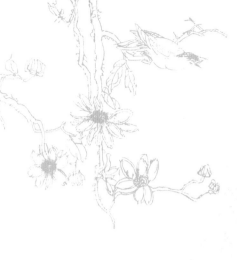

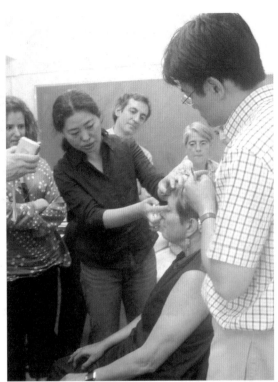

◎ 北京中医药大学王燕平老师 2005 年在西班牙中医高等学校巡回讲学

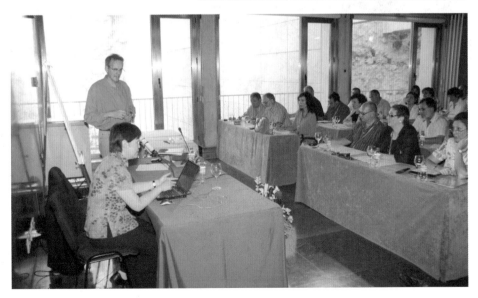

◎ 北京中医药大学东直门医院赵吉平教授 2007 年在西班牙中医高等学校巡回讲学

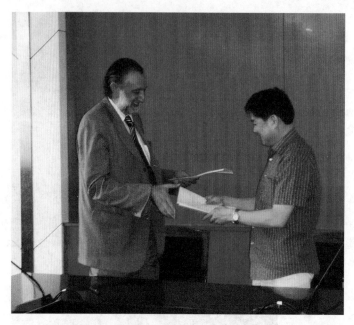

◎　2009年中西双方续签合作协议

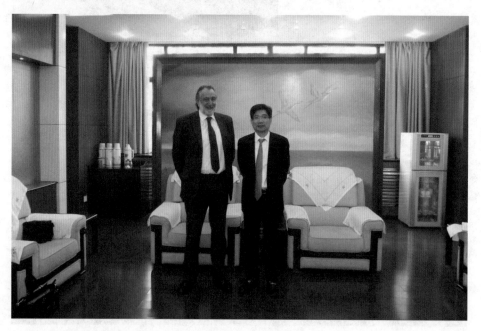

◎　拉蒙先生赴北京中医药大学与徐安龙校长会面

北京中医药大学的英国初始之旅

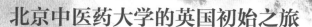

——伦敦中医学院 The Chinese Medical Institute and Register（London）

·孟凡毅　何素清·

孟凡毅　男，英国国立林肯大学林肯学院针灸系主任。

何素清　女，北京中医药大学国际交流与合作处前副处长。

1990 年，在欧洲和英国的高等教育界，一股浓浓的中国风正在飘起，这风把中医和针刺课程吹进大学。英国几个大学都在运作，位于伦敦的西敏寺大学抢占先机，开设辅助医学系，内含针刺本科，一时轰动欧洲。作为英国较早提供中医服务的亚美迪公司，也察觉到了这个机会，准备把既有的零星的针刺讲座，提升为正规中医课程。由于缺乏教学人才，又不可能像大学一样，广揽英才，他们就把目光投向中国。

旅居英国的华人梅万方先生祖籍广东梅州，久居香港，18 岁高中毕业后赴英国帝国大学留学，学习理工专业。大学毕业后定居伦敦，为英籍华人，从事商业工作，在亚美迪公司工作。1990 年，梅万方先生参加了北京的世界传统医学大会，了解了北京中医学院的实力，于 1992 年和 1993 年再次造访，探讨联合办学的发展模式。最终达成协议，双方联合在英国伦敦成立高等中医教育机构——伦敦中医学院。由梅先生在当地运作，北京中医药大学提供教学资料和教师，联合举办一年制成人教育中医课程。

1994 年下半年，北京中医药大学选派姜元安副教授等三名中青年优秀教师准备赴英，1995 年成行前往伦敦。The Chinese Medical Institute and Register（London）（伦敦中医学院）正式注册成立。

这是中国人在英国开设的第二个中医教育机构，也是第一个尝试按高等中医教育体系建设课程的学校，主要课程是面向医务人员的一年制针刺课程。一年内授课 9 个周日，涵盖中医基础、中医诊断、经络基础、常用穴、刺法和常见病针刺治疗方法等。课程大获成功，第一批学员 30 人左右，20 人按期毕业。赴英团队在英国创出业绩，带回了海外教学经验和外汇收入，社会效益和经济回报蔚为可观。

1997 年第二批赴英团队由孟凡毅带队，继续开展针刺课程，努力优化课程设计，编写讲稿，并新开设一年制中成药课程，为学完针刺课程的针灸师提供全面发展渠道。同时，团队协助大学领导，建立了正式合作渠道，和英国的 Middlesex 大学开始合作举办学位课程的设计。由于是合作课程，毕业生被同时颁发英国和中国大学学位证书，所以论证过程很长，在英国的团队起到了沟通作用。至此，北京中医药大学在英国得到了广泛尊重。

不仅在教育上，在英国伦敦开设了中医学院，在医疗上也进行了进一步的合作。同年，我校选派了针灸系的朱文宏老师、东直门医院的陈丹医生和李映琳医生分别在梅先生开设在伦敦的门诊部工作。梅先生为方便华人看病，特别在中国城选址，李映琳医生就在中国城内的门诊部工作。1998 年学校领导乔旺忠应梅先生邀请率团访问时，梅先生及门诊工作人员、当地华人均反映我校三位医生诊治工作认真细微、耐心，诊疗有效，深受欢迎。

此时，双方合作达到巅峰状态，每年开设两个正规班（一年制针刺班和一年制成药班），另外举办了多个专题学术讲座，比如湿疹、网球肘、坐骨神经痛等。

到第三期团队时，教学工作量达到饱和状态，每年有 40 余人毕业。每次毕业典礼，北京中医药大学校长均赴伦敦出席。

第一批和第二批团队的姜元安和孟凡毅，主持编写了全套英文版教学材料，包括自中医基础到临床应用的教材，并出版了针刺手册和中成药手册，基本上反映出在英国实际临床的需要。孟凡毅还根据中成药教学要求，编写了药房配药手册。作为伦敦合作伙伴，亚美迪借助北京中医药大学的力量，迅速成为英国中医界的一个主要角色。10 余年的时间，发展了以 500 位毕业生为主，多数是医生护士的中医会员，成立中医专业团体。梅万方先生也因为合作的贡献，获得北京中医药大学的客座教授资格。

北京中医药大学傅延龄教授介绍，虽然由于在经济危机之后的诸多因素，双方的合作基本停滞，和 Middlesex 大学的合作也因诸多原因终止，但是这个项目带来的经验、人员培训和它的示范效应，还是值得回味的。与 Middlesex 大学的合作，更是中国教育历史上第一个本科学位教育发展到国外的教学项目。作为中国中医药教育国际化发展的参与者，可以看到，在西方国家推广中医，培养人才，伦敦中医学院形成了一个有效模式和教学方式。这为今后的海外发展，提供了成功经验。

今天的北京中医药大学，拥有更强大的实力，也有政策的支持，必将在中医海外推广中，充分利用以往的经验，开创新的天地。海外创收不是合作的主要目的了，但是海外实践经验与国内科研成果结合的探索，仍然在未来中医发展中有巨大潜力。

英国 Middlesex 大学本科教育合作项目的促成

·赵百孝　贺兴东　何素清　江丹·

赵百孝　男，生于 1963 年 3 月，教授、博士生导师，国家中医药管理局针灸学重点学科学术带头人，北京市针灸推拿优秀教学团队负责人，国家双语教学示范课程"经络腧穴学"课程负责人，中国针灸学会耳穴专业委员会主任委员，中国针灸学会常务理事等。

贺兴东　男，国家中医药管理局科教司前司长。

何素清　女，北京中医药大学国际交流与合作处前副处长。

江丹　女，教授，英国 Asante 中医研究院副院长。

自 20 世纪 60 年代，Jack R Worsley 创办了英国第一所针灸学院起，到中医学位教育出现之日止，由英国的私立中医、针灸学校和培训机构展开的中医专业文凭教育，一直是英国中医教育的主流。20 世纪 70 年代，以美国总统尼克松访华为契机，世界性的"中医热"开始形成，进一步推动了中医药及其教育在世界范围内的普及和发展。20 世纪 90 年代，随着西方国家追寻回归自然的浪潮以及中国改革开放的深入发展，中医教育在英国的发展进入繁荣期，并逐渐由私立教育、文凭教育转化为高等院校学位教育。

1995 年旅居英国的华人亨瑞·李先生慕名来我校访问，与时任校长商谈合作办学的有关事宜。李先生介绍 Middlesex 大学是一所综合大学，居英国第三类大学，学生一万多人。他本人负责传统医学教育，是健康和环境科学学院的负责人。李先生本人对中医特别感兴趣，主张在大学里开办中医专业，希望和北京中医药大学共同合作开展英国高校中医专业课程。

该校与我校合作，以中医学、针灸学为它的主要教学工作。商谈后双方签署了合作意向书。1995 年下半年龙校长应邀访问了 Middlesex 大学，考察了有关教学的条件，签署了合作开办五年制中医、针灸学教学工作的协议。该项目按照中国高等学校设置中医课程，包括中医、针灸、内外妇儿等各科，学制五年。

学习期满，考核通过，符合双方学士学位授予条件者，授予医学学士学位，并获得双方学校联合颁发的毕业证书。由英方负责招生等有关教学的基础设施建设事宜，中方负责制定教学计划、教材及负责学生最后三个月至半年的来京临床实习工作。

1997 年，北京中医药大学和英国 Middlesex 大学合作办学项目需要按照英国 Middlesex 大学的项目流程，成立专家委员会，对该项目做一个学术上的论证。会议的讨论内容，主要是根据在英国开设五年制中医专业可行性展开。

专家一共分成两个派别，第一种观点是支持：他们认为中医历史悠久，拥有丰富的文献基础和大量的临床经验。英国人民对于中医的接受程度高，目前的实践证明，中医是安全有效的，所以认为开展本土高校的中医药教育是可行的。

第二种观点是反对：这一方认为，中医理论过于深奥，并带有浓厚的中国文化背景，西方人难以接受和学习。在他们的认知中，中医药材都带有毒性，炮制后的药物仍有毒性。从临床报道看，不论在中国还是欧洲，都有许多中医药引起医疗事故的报道，从学术上认为，中医药教育在英国本土开展不可行，时机还不够成熟。

当时北京中医药大学派遣教务处处长贺兴东前往 Middlesex 大学会议现场，在听取了双方的观点后，他主要提了两点意见。

第一，随着中国改革开放脚步的迈进，中医药走向世界的步伐也相应加快。中医药成了中国标志和图腾之一，在世界范围内遍地开花。在英国本土就有超过 2000 家的中医药诊所，说明英国民众对中医药接受程度很高。如果中医药在英国要有更进一步的发展，只有实现中医药本土化。本土化的关键就是人员的本土化。要有良好的发展势头，脚踏实地、稳扎稳打地实现本土化发展，要英国医生做中医药的管理、教育、科研。这样才能有更牢固的根基做推广和发展。英国中医药发展需要英国人才，人才需要教育。

第二，关于中医药的毒性问题。中国有句话，"是药三分毒"，中医药从来不回避毒性这个问题。中医药自有一套理论和技术来减少毒性、增加药物的效果、预防中毒情况的发生。只要是药，都是有一定的毒性，西药也有毒性，比如说化疗药物，它的毒性也很高。但是我们不能就因此把这些药物取消了，总的来说还是利大于弊。正是因为如此，我们更应该专业、精准地用药，最重要的是控制和减少事故的发生。

贺教授的发言结束后，几乎没有再听见反对的声音。他告诉我们："对于国际上的发言，要用白话去解释，要用他们知道的事情去举例，这样才能更便于国际友人的理解。"他就像在国际的舞台上，为这些国际教授们上了一堂中医课。这节课的效果很好，两校合作正式开展。

遵协议我校于 1997 年起先后派遣了能用英语教学的刘占文、赵百孝、党毅等教授、副教授赴 Middlesex 大学讲学，每位教师讲学时间为两年，每年回国休假一个月，月薪照发，往返旅费也由英方负责。我校教师的讲学均得到学生、教师和校方的好评。赵百孝老师介绍："国外学生在课堂上较为活跃，会主动提问。根据英国当地的教学要求，每节课前我们都会为学生准备讲义。同时，我们吸取了英国教学方式中的优点，在教学任务结束后，回到我校开展了许多教学改革，深受好评。"

除英国本土学生外，还接受了德国、法国、西班牙等各国的外籍学生，大约占一个班级的 1/3。他们不仅获得了双方大学联合颁发的毕业证书，还获得了两校联合颁发的医学学士学位。从而首次实现了我国中医院校与西方发达国家国立综合性大学之间学分与学位的相互认可，两校在举办中医学历教育方面的成功合作为我国中医院校开拓国际教育市场积累了一定的经验。

此次办学影响面覆盖整个欧洲，提高了双方学校的国际影响力。后续几年，在北中医的示范作用下，中国各中医药院校也纷纷效仿，与国际上其他大学进行了类似的合作。

附：北京中医药大学与英国 Middlesex 大学合作办学课程安排

第 1 学年：汉语、中医学术语、中国医学史、中国古代哲学史、中医课程学习方法、生理学、病理学、人体解剖学。

第 2 学年：替代医学疗法、中医诊断学（临床观察）、人体生命科学运用与感染控制、药理学、中国哲学与中医基础理论（含见习）。

第 3 学年：中医内科诊断方法见习、中医经典、专业实践、方剂学（含见习）、临床中医学（皮科、妇科、儿科含见习）、针灸推拿学（含见习）。

第 4 学年：专业实践（强化）、医疗法学、中医内科学（强化）、中医外科学（强化）、中医皮科学（强化）、中医妇科学（强化）、中医儿科学（强化）。

第 5 学年：中国实习（内科、外科、妇科、儿科、皮科、针灸推拿）；英国实习（内科、外科、妇科、儿科、皮科、针灸推拿）；临床科学研究。

第三阶段
2001—2012 年
柳暗花明又一村，在坚守中守正探索

　　进入 21 世纪，中国经济保持高速增长，一跃成为世界第二大经济体。处于改革开放的红利期和收获期的中国，开始面对改革开放中的各项结构性矛盾。而在中医药国际化领域，北京中医药大学直面国际化工作中的诸多难点与问题，在坚守中创新探索，与意大利佛罗伦萨大学共同开设中医硕士合作项目，与新加坡南洋理工大学开展了中医－生物双学位合作办学，开设了第一个整班制全英文授课的伊朗中医博士班，持续推进中医药事业国际化发展。

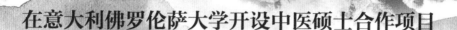

在意大利佛罗伦萨大学开设中医硕士合作项目

· 凌孟良 ·

凌孟良　男，北京中医药大学与意大利佛罗伦萨大学合作办学项目意大利语翻译。

2005 年北京中医药大学和佛罗伦萨大学达成合作意向，开设了中医硕士合作项目，合作培养中医针灸专业硕士研究生。这一项目进一步促进了中医药在意大利的发展。

意大利佛罗伦萨大学位于托斯卡纳大区，在意大利，特别是在托斯卡纳，对于中医药的接受程度和欢迎度很高。托斯卡纳大区是意大利华人最多的大区，当地约有 1/5 的人口为华人。仅西医一种单一疗法已经无法满足当地人群的需求。当地人们对中医抱有好奇和探索的心，使用中医疗法的人数变多。当地政府为了培养中医药人才，进一步规范中医诊疗，佛罗伦萨大学联系北京中医药大学寻求合作。从提出合作到签约合作项目书，用时不超过 15 天，双方对这项合作都抱有极大的热情。

这是意大利第一个在正规大学开办、得到政府批准的中医针灸学历、学位教育项目。项目资金全部由佛罗伦萨大学出资，邀请北京中医药大学教授前往意大利授课，授课语言用全英文。本次项目的招收对象是在正规医学院完成本科医学教育获得医学学士学位，并具备一定医疗经验的医学专业人员，一班有 30 余人。开班时间由原先的 6 个月，延长到 3 年，在意大利当地学习完所有课程后，再前往北京中医医院实习和观摩 1 个月。最后由中意双方颁发结业证书。

此次合作，对中医药国际化发展影响颇深：

1. 作为第一个在意大利正规大学开办、得到政府批准的中医针灸学历、学位教育，不仅是两个学校的合作，更是中医药教育在国外主流高等教育领域的一大突破。它开创了一个新型合作方式，在后续的国际合作交流中，多家学校纷纷效仿。

2. 本次合作促进了中医在意大利的合法性。中医在国外，彻底摆脱了西医补充医疗手段的标签，正式成为一门除西医外的独立医疗治疗方式。

3. 培养了一批同时拥有中医和西医两种诊疗方式的医生，促进了当地中医诊疗的开展。同时，相关法律的设立能杜绝不具备行医资格、非法行医的中医医生，保护了中医的权威性。

4. 依托于这次合作，促成了托斯卡纳大区和北京市卫生健康委员会的合作，托斯卡纳大区向北京赠送了"造血干细胞处理实验室"。实验室人员分批前往意大利交流学习。该实验室坐落于北京儿童医院，成了中意双方医疗文化交流的纽带。

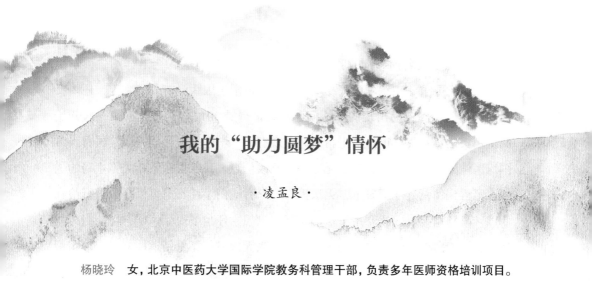

我的"助力圆梦"情怀

·凌孟良·

杨晓玲　女，北京中医药大学国际学院教务科管理干部，负责多年医师资格培训项目。

俗语说"千淘万漉虽辛苦，吹尽黄沙始到金"，外籍人士可以报考中国执业医师资格考试经历了较长的艰苦岁月。2002 年据全国中医药高等教育国际交流与合作学会全体理事会议数据统计，北京外籍人员参加中国执业医师资格考试通过率只有 20%~27%。针对当时执医考试通过率较低的问题，学会也进行了讨论。当时学会也认识到，提高医师资格考试通过率，也可以促进本科招生，不然学生已毕业执医考通不过就等于浪费了 5 年的学习时间。

北京中医药大学国际学院承接中国执业医师资格考试临床培训是在 1998 年。2003 至 2006 年期间，北中医外籍的执医考通过率也只有 20%~30%。针对考试通过率不高的问题，学院与多方面沟通，要求实习医院开设考前辅导班，费用医院从实习费里出。经过几年不断探索和尝试，效果逐步显示出来。更让人欣喜的是，大学本科教学的改革注重临床动手能力和提高临床应用能力，2013 年至 2014 年，我们留学生执业医师资格考试通过率达到了 60%~70%，迎来了空前的盛况。

2012 年 3 月份开始，执医考试要求在网上报名。这项工作对于国内学生来说不是问题。由于各区上级审核单位不接收外籍人员个人报名材料，因此，外籍人员网上填报信息需要国际学院负责执医考试培训的老师审核后上报实习所在区卫生局审批。

每年网上报名前一周，我都会召集学生到学院开会，会上详细告诉学生填报信息的要求、注意事项等相关问题。生怕学生因为没有理解文字，还要反复跟学生确认较容易出现的那些问题。我记得是 2012 年 3 月全国第一次开始网上填报信息，我在审核学生材料时发现有一位学生填报代码有误。再看当时国家医学网已经关闭了，学生无法登陆修改信息。我急忙联系相关卫生局的老师，可得到回复是他下班了，无法操作。只有他们主任目前可以登录进行检查修改。紧急情况下，我联系了他们主任，没想主任也下班到家了。可能当时我怀着特别着急的心情打电话到主任那里，当天宋主任又重新返回局里，深夜帮学生解决了填报信息错误的问题，至今我还记忆犹新。非常感谢当时海淀卫生局的宋主任。

医学留学生的学习目的就是毕业后成为一名医生。当时在国内的医学留学生即便学习完临床，毕业考取执医资格，也无法在中国国内执医。很多学生都是计划本科毕业后去中国以外的国家行医。像在韩国，中医不被国内认可，学生只能到第三方国家行医。2016 年国家颁布的《医师执业注册管理办法》给了医学留学生在国内执业的希望。持有中国执业医师资格的外籍人员在国内可以进行医师资格的注册。

中医走向世界，让更多的留学生走向世界，用他们国家的语言传播中国医学和文化。很多国家认可中医和针灸，越来越多的平台提供给了中医人。我能为这些留学生圆梦助力，培养新一代中医药国际人才而感到无比自豪。

"落红不是无情物，化作春泥更护花。"我虽然已退出工作岗位，但是很多学生都与我有微信联系。每一次我都鼓励学生，坚持自己的梦想，做一名好医生。

生物医学和中医双学位项目
——新加坡南洋理工大学和中国北京中医药大学的合作项目

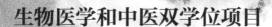

· Alex Law   Goh Chye Tee   James Tam ·

Alex Law 本文章是由 Alex Law 教授记叙的，他从 2005 年到 2016 年退休一直与该项目合作密切。他从 2005 年担任 James Tam 的助理，2008 年至 2011 年担任南洋理工大学生物科学学院的代理主席，2012 年至 2012 年担任双学位项目的董事。现在居住在香港。

Goh Chye Tee Goh Chye Tee 博士是 2016 年年底上任的现任董事。他来自南洋商学院。他是新加坡一名合格的中医从业者，因此他有优势监督这个项目。

James Tam James Tam 教授在 2002 年至 2008 年间担任生物科学学院的院长 / 主席，2005 年负责启动双学位项目。他从 2011 年到 2018 年担任双学位项目的董事。

在世纪之交，新加坡大力发展生物技术，使其成为继成功领跑的建筑、石油炼制和电子行业之后的第四大经济支柱。所做的第一步是强化新加坡生物科学的基础。因而制订计划，在仅次于新加坡国立大学的"第二所"大学——南洋理工大学（NTU）创办生物科学学院（SBS）。2001 年，James Tam 教授被聘请为学院的创始院长。又聘请了核心教师队伍为 2002 年招收第一批学生做好准备。我就在其中，担任研究副院长。

南洋理工大学是一所工科类大学，但也有一个商学院（称为南洋商学院）。除了设置本科生课程和研究生的研究项目外，主要任务还包括建设一栋适合开展这些活动的大楼。这栋大楼于 2002 年底动工，2004 年年中投入使用。

2004 年，北京中医药大学（BUCM）研究在新加坡创办中医学位项目的可能性，作为其持续推进中医国际化和全球化工作的一部分。这个想法得到了南洋理工大学当时的校长徐冠林教授的热烈欢迎。这能自然地使北京中医药大学和生物科学学院产生联系。特别是，新的大楼只有部分被占用，生命科学学院有空间来实施这一项目。

经过深思熟虑，James Tam 决定把握住这次机会创办一个专门的项目。他意识到新加坡许多中医（TCM）从业者能够非常熟练地使用英语，而为了更好地推动北京中医药大学设想的中医国际化，有必要培养新一代精通汉语和英语两种语言的中医从业者。此外，这些新一代的医生还能为中医和现代生物科学之间的对话播下种子，将中医提升为一门循证科学学科。James 带着他的计划书前往北京，成功说服了北京中医药大学的校长郑守增教授。项目的重点如下：

1. 这是南洋理工大学和北京中医药大学的合作项目。项目学期为五年制。学生前三年在南洋理工大学学习，注册为生物科学学院的学生。

2. 之后前往北京进行两年的学习，包括最后一年在北京中医药大学的附属医院东方医院实习。

3. 学生前三年将在南洋理工大学学习生物科学及医学相关基础课程。课程由生物科学学院的教师使用英语教授。

4. 前三年里，北京中医药大学将派老师前往南洋理工大学教授数个中医基础课程。课程使用汉语进行。

5. 学生必须学习一定量的生物科学课程和南洋理工大学开设的中医课程，才有资格继续在北京的学习。

6. 在北京最后两年的学习结束后，学生将获得两个学位，分别是南洋理工大学的生物科学学士学位以及北京中医药大学的中医学士学位。因此称为"双学位"（DD）项目。

该项目于 2005 年启动。虽然设置的学生目标人数为 30 人，但不可能拒绝许多优秀的申请。最后，我们首批共招收 65 人。

俗话说细节决定成败。对于这样一个新生项目来说，面临着许多问题：有些是可以预见的，有些则不能。有些必须立即解决，有些则需要花时间达成一个可以接受的解决方案。南洋理工大学和北京中医药大学都希望这个项目能取得成功，所有参与进去的人员都互相帮助解决这些问题。我挑选了在学生通过该项目的过程中出现的部分问题。

第一个问题是北京中医药大学教授在南洋理工大学教授中医课程期间的安排。我们需要办理他们申请签证和许可证需要的相关文件，这样他们才可以留在新加坡并领取南洋理工大学支付的薪资。然后是他们的住宿问题。一开始，他们不得不住在南洋行政中心（你可以把它看作是南洋理工大学校园里的旅馆）。后来，在 2013 年，我们争取到在员工宿舍一个单元里长期住宿。这个单元有三间卧室、两间浴室、一间厨房和洗涤设施，对于北京中医药大学的客人来讲是足够的，他们每次会来两到三人。

然后是实习问题。与所有医学项目一样，无论中医还是西医，与患者接触被认为是及早获得培养的重要经验。James Tam 也预见到了这种需求，开始在生物科学学院建立了一个中医诊所。我们还得到新加坡中医界的大力支持。他们中的一些人会轮流在这个诊所行医。

在南洋理工大学的三年学习结束后，学生必须前往北京接受剩下两年的学习。当然，学生必须按照中国和北京政府的章程和条例，办理居住证、向警方报告、选择财务管理方式等一系列手续。学生还必须在东方医院附近找到合适的住处，以便于他们的学习。

总而言之，他们在北京度过了一段美好的时光。除了学习之外，许多人都利用这个机会走遍了中国各地。每年，他们都会制作视频和杂志，叫作南北杏林，来纪念他们在北京的时光。这些记录成为我们招收学生的宝贵资料。

根据新加坡中医管理委员会的要求，毕业生必须在新加坡完成 400 小时的研究生临床实习，然后才能参加新加坡中医注册考试（STRE）获得执业执照。这个考试在 10 月初，因此学生在完成北京的课程后就必须立即返回新加坡，没有时间可以浪费。结果就是他们没有办法参加北京中医药大学于 6 月份举办的毕业典礼。我们为此能够做到的最好弥补是：在南洋理工大学毕业周举办北京中医药大学的毕业典礼。邀请北京中医药大学的教师来为学生颁发北京中医药大学中医学士学位证书。在同一周，学生还将获得南洋理工大学生物科学学士学位证书。

在新加坡中医注册考试前挤出 400 小时的研究生临床实习时间是一项艰巨的任务。我们很幸运地得到了同济医院和中华医院的支持，他们在各自的诊所提供了部分培训时间，为我们的项目做出了贡献。再加上在南洋理工大学诊所的时间，以及当地中医从业者的大力帮助，使得我们满足了这一要求。

我们的学生在新加坡中医注册考试上表现优异，多年来的平均通过率为87%。有些已经成了执业中医医生。其他人则遍布医疗行业的各个部分。然而，还有一些人选择继续攻读中医硕士和博士学位，大部分人都选择在北京中医药大学深造。令人惊讶的是，他们中至少有 6 人选择参加杜克—新加坡国立大学医学博士项目继续学习西医。关注这群学生的长期职业生涯将会很有意义。

自 2005 年以来，我们共招收了 14 批学生，送走了 9 批毕业生。尽管在最初几年备受欢迎，但现在已经趋于稳定，每年约 30 人的招生量，符合我们最初的目标人数。该项目将会继续，但也取决于社会对中医的医疗需求。项目也取得了成功。2010 年，该项目获得由世界中医药学会联合会颁发的中医药杰出贡献奖（教育）。

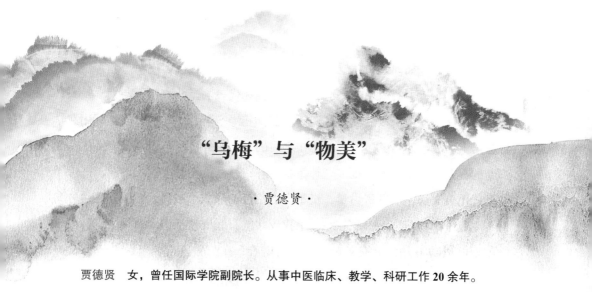

"乌梅"与"物美"

·贾德贤·

贾德贤　女，曾任国际学院副院长。从事中医临床、教学、科研工作 20 余年。

"Could anybody tell me the effects of wu mei what you have learnt last week?"

……

大家愣了一阵后问我："lao shi, do you mean Wumei Mart?"

我大笑，给拼音标上音调，解释读音的不同，并复习乌梅的中药功效。这个场景发生在 2005 年伊朗西学中博士班中药学全英文授课的课堂上。当时伊朗为了高质量引进中医，并给本国发展伊朗传统医学积累经验，由伊朗政府出面在全国通过考核选拔，优选了 10 位已经工作过的优秀的西医生组成独立班，来我校系统学习中医，并完成博士毕业论文。既然可以组成独立班，不如多派出几个。所以就有了 21 人组成的伊朗西学中博士班，其中 10 人为公派，11 人为自费。岁数大一些的 50 多岁，小一点的近 30 岁，总之他们不可能通过中文来学习中医，必须进行系统的英文授课，而且随时迎接西医生们不断的提问和中西医思维的来回穿插。对于大多数参与的老师来讲，这是挑战，硬挑战！这不仅是翻译是否能被理解的挑战，恐怕最大的应该是提问与马上回答的挑战……我接受这样的挑战稍微早一些——1998 年 4 月，挪威奥斯陆。那是我第一次迈出国门，第一次去完成中医几门课程的授课任务。走之前，我就听说某某人出国讲课，讲得不好，让学生轰下台了……心理负担极重，所以在临出国前几天病了，发高烧。当时负责派我出去的外事处何素清老师，像妈妈一样一遍一遍告诉我如何转机，看她那个神情，真怕我走丢了，现在想起来仍然觉得很亲切。飞机上我就一遍一遍告诉自己：你代表的是北京中医药大学，只许成功，不能失败。所以后面的备课、授课都相当辛苦，所有的节假日都用在学习英语上。终于使自己过了关，并在之后的多次对外中医英语授课实践中得到不断的提升。由于前期有很多老师像我一样，被派出到其他国家讲课，锻炼了一批能用英文讲课的师资力量，星星点点，逐渐形成了银河，授课队伍由"乌梅"变成了"物美"，所以在 2005 年我校才能有底气迎接伊朗西学中班。由于伊朗班的成功举办，学校又有了足够的信心，在酝酿了很多年后终于于 2006 年在全国首先开展了五年制中医专业英文授课项目，简称 FL（foreign language taught program）班，并一直延续至今，共有 7 届学生毕业（其中 2009 年停招），其中有人当了他们国家卫生部的副部长，有的读了研究生，有的自己开了诊所，有的留在了中国。这些学生大部分来自亚洲之外的国家，不同于中文授课班级的其他留学生——以东南亚为主，大大丰富了留学生的生源国别，丰富了校园文化，扩大了中医传播的扇面。

作为曾经国际学院主管教学的副院长，又是教育部来华留学英文授课《中药学》品牌课程的负责人，亲历了自己授课的艰难，也经历了整个授课团队组建的困难，以及更加开放而科学的课程体系的建设和考试考核方式的探索，甚至为了年轻老师的课件制作和翻译细节讨论到深夜……我之于这个项目，不只是工作，更是感情投入的创作，是像呵护幼苗一般呵护它，我愿它成为英俊的小伙！

全英文授课项目给我们带来了什么，至今其实大家一直在讨论。利也？弊也？但我一直感谢这个项目，它不是经济效益可以衡量的！由于它的存在，我们倒逼自己，研究每个中医中药专业术语的翻译，带动了学科的发展和标准的制定。由于它的存在，我们培养了一代又一代的年轻教师，使他们能在其他国家继续传播中医。由于它的存在，我们的老师可以及时了解国际中医动态，与医学的发展一同起舞，而不是自说自话，游离于医学世界之外。

我们开始于"乌梅"——教育大卖场的一个小零食。现在我们拥有了美国中医中心、俄罗斯中医中心、西班牙中医中心、澳大利亚中医中心……我们已经是"物美"了！如果再加上英文慕课的网上学习，我们就是互联网＋的教育大平台了……

　　向所有为该项目付出的老师们致敬！向北京中医药大学致敬！

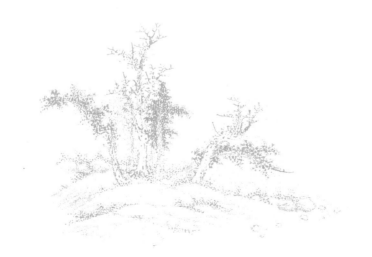

开设第一个整班制全英文授课中医本科班

·牛欣　贾德贤·

牛欣　北京中医药大学教授，中西医结合生理学专业博士生导师，主任医师，国家重点学科中西医结合基础学科带头人。北京中医药大学学术委员会、学位委员会委员，教育部科技部学部委员，中国生理学会中医院校生理学专业委员会副主任委员兼秘书长，中华中医药学会外治分会副主任委员，中华中医药学会生命电子分会生殖健康专业委员会委员，国家自然科学基金、北京市自然科学基金评审委员会委员，中国医药学报常务编委。

贾德贤　女，曾任北京中医药大学国际学院副院长。从事中医临床、教学、科研工作**20** 余年。

北京中医药大学是在中国开设首个全英文授课西医生学习中医的博士学位项目、硕士学位项目，首个全英文授课中医学士学位项目的以中医药学科为特色的全国重点大学。从 2005 年起，整班制全英文授课中医本科班已开招收了十几届学生，打开了中医药教育用英文教学的道路。这也是全中国所有高校中，第一个用英文授课的中医本科班。

当时，北中医国际学院为了增加学生的数量，打开国际化教育的大门，特拟定了一些改革措施。他们希望真正地将中医推向全世界，由牛欣教授等人制订了一个详细的、全新的招生计划。

这些学生全部都是来自各个国家的留学生，因对中医颇感兴趣，特前往北京中医药大学学习，每一届学生人数平均为十几人。他们或是在自己国家高中毕业后来求学的学生，或是学习西医后，对中医产生浓厚兴趣的社会人士，他们大多来自欧美国家。

最初北中医对于留学生的教育模式是先让留学生学习中文，后用中文教授中医。但长期实践发现，中文对于留学生来说困难度较高、掌握程度不够深、接受速度慢。因此，在学校领导的支持下，提出了用将中医的语言转化为英语的方法，进一步提高留学生学习中医的可能性，打破国家文化的屏障。

北中医为中医本科留学生进行英文授课的核心是：英语入学，汉语不断。也就是在用英语教授中医药知识的同时，对学生进行汉语教学。很多学生通过本科阶段这些年的学习，在毕业时已经可以用简单的中文进行交流。这一核心教学理念，对这些学生未来继续深入中医药的学习、面对中国的患者，提前做好了长远的规划和准备。

对于一个班级的开设，最重要的就是教材和师资力量。北中医很早就展开了国际化教育的探索，自行翻译了 7 本英语教材。提出开设英文授课中医本科班后，牛欣教授等人又在原有的英语教材基础上，扩充至 21 本，丰富了教学的内容。

为保证班级英文教学的质量，北中医筛选出了一批业务能力高、英语语言能力强的老师。他们大多都有过国外培训、接受国外教育的背景，对于英语教学有一定的理解和基础，其中八至九成具有副高以上职称、硕士以上学位。同时，学校聘请了许多来自不同国家的外籍教授共同授课。这些老师屡次参加国际中医药交流活动，不仅了解国际中医药发展态势，而且有着先进的教学理念。2012 年，北中医成立了"教育部来华留学英语授课师资培训中心（中医药学）"，对于教师英文授课能力，又增加了一份保障。

贾德贤是英文授课中医本科班的老师之一，她在自我熟悉全英文授课教育的同时，也在帮助其他老师们一起进步，分享经验。他们除了要改变自己的教学方式，更要适应留学生的学习习惯。通过术语的标准化表述，从教学内容、教学方法、教学版式等方面着手改善中西双方教育因文化差异产生的不同。

教学过程中，最难的就是临床带教。课堂上的教学可以使用教案、资料等帮助教学，但是在临床带教中，往往会出现一些突发情况，对于老师的英语教学要求较高。英语作为老师们的非母语语言，如何灵活、准确、标准地应用，让留学生们听懂、听好、提高兴趣，是一个难点。

教育部十分重视这个班级的授课质量，曾多次来调研、听课，均表示满意，并对英文授课中医本科班表示肯定。

牛欣教授近几年在国际上参加了一些访问、交流的活动，经常在会场上遇见曾经在英文授课中医本科班就读的学生们。他们大多毕业后回到自己的国家，在中医诊所或是医院工作，均取得了很好的成绩。

北京中医药大学一直致力于中医药国际化道路的发展，将民族的语言转化为国际的语言。在这条漫长的发展道路中，要将理论和实际相结合。第一个用英文授课的中医本科班，吸引了许多外籍人士来北中医学习。给这些学生授课，其实是不同文化之间的交流，在碰撞的过程中不断地融合、发展、互通、成长。

他们是中医知识的获得者，也是中医药国际传播的载体。在国际上传播中医药文化，不仅是中国人或是中国面孔，也可以是外国人，他们丰富和增加了中医药国际化传播的力量。

将这一批又一批的国际化中医药人才培养起来，鼓励他们去寻找自己的中医药文化征途。他们在国际上发光发热，将中医药文化带回了自己的国家，把种子播撒到全世界。

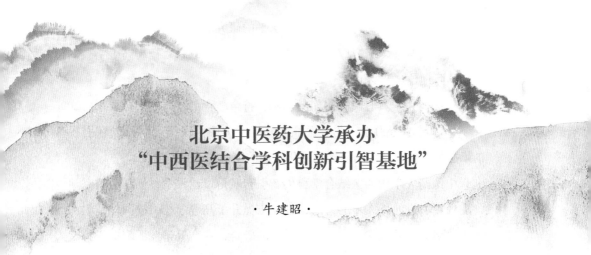

北京中医药大学承办
"中西医结合学科创新引智基地"

· 牛建昭 ·

牛建昭　女，教授、主任医师、博士生导师。全国老中医药专家学术经验继承工作指导老师。从事临床、教学、科研 40 余年。

2019 年，北京中医药大学"中西医结合学科创新引智基地"已发展了 10 余年。我校中西医结合学科于 2007 年被批准为全国中医院校中首个创新引智基地。多年来，它已经成为外国了解中医、了解中国文化的窗口，使中医药国际化发展，又向前迈进了一大步。

"高等学校学科创新引智计划"（又称"111 计划"）由教育部和国家外国专家联合组织实施，以建设学科创新引智基地为手段，加大成建制引进海外人才的力度，在高等学校汇聚一批世界一流人才，进一步提高高等学校引进国外智力的层次，促进海外人才与国内科研骨干的融合，开展高水平的合作研究和学术交流，重点建设一批具有创新性的学科，提升高等学校的科技创新能力和综合竞争能力。

"111 计划"的总体目标是瞄准国际学科发展前沿，围绕国家目标，结合高等学校具有国际前沿水平或国际重点发展的学科领域，以国家重点学科为基础，以国家、省、部级重点科研基础为平台，从世界排名前 100 位的大学或研究机构的优势学科队伍中，引进、汇聚 1000 余名海外学术大师、学术骨干，配备一批国内优秀的科研骨干，形成高水平的研究队伍，建设100个左右世界一流的学科创新基地，努力取得具有国际影响的科研成果，提高高等学校的整体水平和国际地位。

北京中医药大学具有国际协作的基础，符合教育部颁布的招标要求。2006年，在学校领导的努力下，北中医顺利获得了"中西医结合学科创新引智基地"的承办权，打开了一扇向新国际化发展的窗口。

北京中医药大学中西医结合学科创新引智基地以建设学科创新引智基地为手段，加大了引进海外人才的力度，进一步提升了高等学校引进国外智力的层次，促进了引进海外人才与国内科研骨干的融合，在高等学校汇聚世界一流人才，建立了一批具有原始性创新能力的学科创新引智基地，全面提升了高等学校科技创新能力和综合竞争实力。

"中西医结合学科创新引智基地"围绕"异病同治、同病异治"和中医药防治器官纤维化的机制展开，吸引了数十位世界排名前一百的专家。他们前来北中医、中医医院进行参观、交流。更特设了云南之行，领略了云南白药等中药药剂的魅力。这些打破了以往中医在外国人心中仅为辅助医学的印象，确立了中医的疗效是有实打实作用的形象。

与此同时，这些国外优秀专家的到来，带来了他们的技术、模型、试剂以及国际上最先进的研究方法。与他们的合作中，培养了一大批的中青年骨干学者，与国际著名大学的多个研究室建立了合作研究关系。

"中西医结合学科创新引智基地"获得了一系列令人自豪的科研成果，系统整理并深化完善了中医"异病同治、同病异治"的科学内涵，并率先开展器官纤维化防治的"循证医学"研究；编写了国内首部中医药方面器官纤维化专著《器官纤维化基础及中医药防治》；发表了一系列在国内外具有影响力的研究论文。

印度尼西亚总统苏西洛访问北京中医药大学
并发表讲演

· 傅延龄 ·

傅延龄　男，医学博士，北京中医药大学教授，主任医师，博士生导师，国家中医药管理局中医药文化科普巡讲团巡讲专家，享受国务院政府特殊津贴。兼任中华中医药学会方药量效研究分会副主任委员、中国中医药学会对外交流分会副主任委员、世界中医药联合会方药量效专业委员会副主任委员、世界中医药联合会经方专业委员会副主任委员等。

2008 年 10 月 26 日上午，参加北京第七届亚欧首脑会议的印度尼西亚总统苏西洛·班邦·尤多约诺先生及夫人，印度尼西亚外交部长及夫人，卫生部长、商务部长等内阁成员一行 70 余人，对北京中医药大学进行了参观访问。高思华校长、王庆国副校长、魏天卯副校长、常江副书记、谷晓红副书记、徐孝副校长，靳琦校长助理、乔延江校长助理，以及老专家代表、教师代表、中层干部代表、学生代表等 150 余人参加了演讲会。演讲会由高思华校长主持。

北京中医药大学傅延龄教授回忆说，印尼前总统苏西洛·尤多约诺博士对中医药十分感兴趣，北京中医药大学作为中国中医药高等学府，是苏西洛·尤多约诺博士首选的想要交流的中医药高等学校。

高思华校长首先向总统先生表示热烈欢迎，感谢总统先生长期以来对中医药学的关注和对北京中医药大学的重视。随后，总统先生和夫人在高校长等人的陪同下，步入逸夫馆学术报告厅。苏西洛总统先生做了一场关于传统医学的精彩演讲。他说，印度尼西亚与中国有着悠久的传统友谊，近年来两国在传统医药交流与合作方面取得了快速发展。

印尼政府非常希望得到中国政府的帮助，充分利用印尼草药生长的优越资源和条件、充足的劳动力资源和招商引资的优惠政策，把开发中草药的丰富经验传授给印尼，同时把中国在中医中药教学、医疗、科研的丰富经验传授给印尼的4所国立大学，为当地人民提供优质价廉的医疗服务。随后，总统先生回答了教师代表、印尼留学生的提问。总统希望留学生在北京中医药大学努力学好中医药文化知识，以更高的水平服务于祖国人民。

演讲结束后，高思华校长代表北京中医药大学向总统先生赠送了一套《本草纲目》。随后总统一行参观了学校中医药博物馆。

印度尼西亚总统高度重视中印两国在医学文化方面的交流与合作，曾于2007年4月接见了副校长魏天卯、国际学院院长牛欣，双方深入交流了中医药教育在印尼的推广和发展问题，并就在印尼建造一所中西医结合的康复医疗中心达成了协议，总统表示希望北京中医药大学的专家能够协助印尼政府设立中风病康复中心，用中西医结合等办法来治疗中风病。总统卫生官员随后特别约见魏天卯副校长及牛欣院长，转达了苏西洛总统愿意接受北京中医药大学授予荣誉的愿望。同年5月，基建处处长邬国强一行再次访问印度尼西亚，代表学校与印尼国立大学医学院、印尼国立茂物农业大学、印尼国立卡查玛达大学、印尼泗水艾尔朗卡大学，就共同开发印尼草药生态种植及综合加工，传统医学教育、医疗合作的意向，正式签订了合作框架协议。

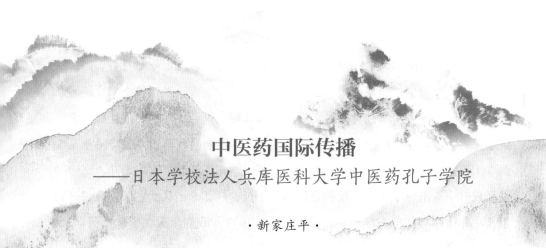

中医药国际传播

——日本学校法人兵库医科大学中医药孔子学院

· 新家庄平 ·

新家庄平　学校法人兵库医科大学中医药孔子学院理事长。学校法人兵库医科大学名誉理事长，特别顾问。

　　2012 年 11 月 9 日，在中国国家汉语国际推广领导小组办公室的支持下，由日本学校法人兵库医科大学与北京中医药大学共同筹建的日本第一所、也是亚洲地区唯一一所中医药孔子学院正式开始运营。学院成立至今已经走过 6 个年头，在中医药的教育、研究、推广、交流等各个方面取得了一定的成绩。我个人在 2016 年荣获全球孔子学院先进个人奖，学院在 2018 年荣获先进学院奖。作为学院理事长在此回顾一下学院创建过程，借此感谢孔子学院总部和北京中医药大学的大力支持与精诚合作。

　　1996 年 4 月，来自北京中医药大学的戴毅同学考入我校攻读博士学位，成为我校第一位外国留学生。

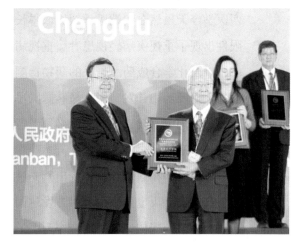

◎　第 13 届世界孔子学院大会先进孔子学院授予仪式

作为当时的校长我对他印象颇深，在之后的接触中了解到他的专业背景是中医学，抱着融贯西医学与中医学理想考入了西医的大学。2000年4月戴毅博士毕业后留在我校解剖教研室任教。两年后日本文部省修改医学院校全国统一教学大纲，把学习汉方医学列为医科大学的必修课程。这一突然的决定让很多大学束手无策，因为汉方医学早在100多年前的明治维新时代就被立法排除于正统医学（西医学）之外，使得大学中具备传统医学知识的教员寥寥无几。幸运的是我校有一位出身于中医院校的教师能够承担这一任务。从此之后，戴毅开始担任兵库医科大学的东洋医学科目负责人。2007年我们新成立了包括药学院、护理学院和康复学院的综合性医疗大学兵库医疗大学，由于文部省公布的药学院教学大纲中的汉方医药学课程多于医学院，戴毅调职药学院担任相关课程教学任务，同时兼任医科大学的相关课程。同时基于戴毅的牵线搭桥，兵库医科大学和北京中医药大学的学术交流也日渐深入。

记得是2011年的秋天，应当时北京中医药大学校长高思华先生邀请，作为大学法人理事长，我参加了在北京召开的第二届世界中医药大会。与会期间与高思华校长、徐孝副校长就联合申报中医药孔子学院的事宜进行了协商。孔子学院作为语言和文化教育的国际合作模式当时已经在众多国家的大学普及。在与北京中医药大学的交流中我了解到孔子学院总部不仅支持语言文化的推广传播，而且支持和鼓励中外院校开展中医药的教育研究与合作发展。众所周知西医学今天虽然在尖端医学领域取得长足发展，却也由于其方法论及理念的局限性出现了重视疾病轻视患者、重视病理诊疗效果轻视人文关怀精神护理等弊端，以及化学合成药品带来的药物毒副作用等问题。在日本，老龄化程度的日益加重以及药物开发费用高昂转嫁国民医疗保险等问题，医疗保险费用已经严重压迫着国家财政，促使政府必须考虑新的医疗模式以缓解财政压力。而中医学的治未病思想、整体观念、天然药物治疗、针灸疗法等，虽然是古老的传统医学体系，却在当代社会体现出其先进的诊疗理念与思想。同时作为简便廉价的替代医学手段也日渐引起西方发达国家的瞩目。我很高兴这次访问能和北京中医药大学的同仁达成共识，作为医学院校之间合作申请的孔子学院要坚持做与中医药和中西医结合有关的事业，把她建成一家世界独一无二的特色性孔子学院。

值得一提的是，这次旅程中我有幸访问了孔子学院总部，受到时任国家汉办主任的许琳总干事的热情接待。许琳主任性格开朗不拘一格，给我留下了很深很好的印象。虽然第一次见面，但我们谈话很投机，历史、人文、科教、古今中外谈了很多。许主任当即邀请我参加年底在北京举行的世界孔子学院大会。我也因此有机会一年之中两次访问了北京。

回到日本后我们马上开始筹备共同申办孔子学院的工作，经大学理事会、教授会审议通过后，于年底向总部正式提交申请。申报期间北京中医药大学给予了大力合作，第二年3月份徐孝副校长、张立平国合处处长等4人回访我校，就筹建的具体事宜进行进一步协商。2012年5月孔子学院总部正式批准我们与北京中医药大学共同筹建孔子学院，正式名称为：学校法人兵库医科大学中医药孔子学院。同年11月中方第一任院长邬继红教授到任，学院开始正式运营。

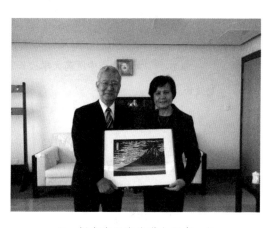

◎ 新家庄平和许琳主任在一起

以上就是中医药孔子学院的创建经过。创院之初我们作为亚洲第一家，全球第三家中医药孔子学院受了广泛瞩目。值得骄傲的是我们至今仍然是全球唯一一家中外双方医学院校合作的孔子学院。学院6年来充分发挥了这一专业优势与特色，开展了丰富多彩的中医药科普、教学与研究活动。以中医药孔子学院名义发表的论文第一次收载到美国国立图书馆检索系统中。通过孔子学院的活动进一步加强了双方大学间的学术交流，促进了师生间相互的理解，也使当地社区民众真正了解了中医药和中医的养生保健思想。我非常欣慰地看到中医药孔子学院从当初的一株小苗渐渐长大，作为这株树苗栽培的见证人，我借此机会由衷地感谢孔子学院总部，感谢北京中医药大学的同仁们给予的大力支持与精诚合作！

教育部来华留学英语师资培训中心（中医药学）的设立

· 张立平 ·

张立平　女，北京中医药大学校长助理，研究生院常务副院长，曾任国际交流与合作处处长。

"教育部来华留学英语师资培训中心（中医药学）"于 2012 年 10 月在北京中医药大学设立，这是教育部唯一的中医药专业英语师资培训中心。该中心承担国内中医药类院校来华留学教育需求，开展英语授课师资培训，为对外中医教育教材改革与创新、来华留学课程体系建设、对外英语教学品质提升、外向型人才培养等提供基础性、研究性、制度性支持。培训中心自 2013 年起每年开展一期"教育部来华留学中医药英语师资培训班"，规模 30 人左右，并将从参加培训的学员中遴选优秀学员赴海外进行培训。

北京中医药大学是中国第一所接受外国留学生的高等中医药院校。2006 年之前，北京中医药大学的中医药学科留学学历生在整个留学生体系中，数量仅次于中国语言学。是全国理工科中首屈一指的接纳留学生的中医药院校。北京中医药大学的学历生数量在全国所有医学学科中排名第六。学校在留学生群体中有很大的影响力，在全国的中医药院校中，留学生教育事业的发展始终处于领先地位。

2006 年后，留学生教育在全国范围内遍地开花，各高等院校均将目光投入到这一领域的发展中。教育部为了整合行业规范，设立了"教育部来华留学英语师资培训中心"，当时培训中心的内容主要是面向西医的英语师资。所以，一时之间西医留学生的数量超过了中医留学生。

形势在不断地变化，北中医必然要加强自己的教育，随之一起发生改变。作为中医药教育领域内的领跑者，学校有了基于这个平台，设立"教育部来华留学英语师资培训中心（中医药学）"的想法。这一培训中心的设立，能够很好地加速、加深留学生掌握中医药的程度，只有学校自己先进步，才能使得教育走上一个新的台阶。

北中医自费邀请国外大学中承担相关中医药学课程的老师前来授课。他们在用词、用法等方面，在短时间内使学校在英语教学的专业度上有了提升，也为学校的国际化视野增添了新的内容。"教育部来华留学英语师资培训中心（中医药学）"不仅培训出了一批优秀的英语授课教师，还推出了相关教学标准。身为中医药国际传播的领先者和先行者，北中医认为他们服务的范围不局限于一个学校，而是服务于行业，敢为人先。

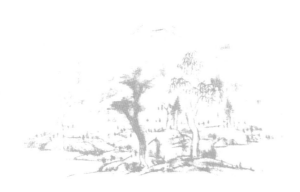

管理干部国际化培训的开展

· 张立平 ·

张立平　女，北京中医药大学校长助理，研究生院常务副院长，曾任国际交流与合作处处长。

2009 年起，北京中医药大学对全校中层管理干部进行国际化培训。学校分批将中层管理干部带出国门，前往新加坡南洋理工大学进行为期两周的培训。旨在开拓学校管理层的视野，为中医药国际化发展之路建立根基和力量。这一项目涵盖了当时北中医几乎所有中层管理干部，培养了一个拥有国际化眼光的中层管理团队，为未来北中医国际化进入快车道做好了准备。

北中医要实现具有中医特色的高等院校的目标，一定是走开放、国际化特色的道路。国际化是一个全球的通用名词，它有一定的标准和指标。北中医要在教育、科研、科技、医疗等方面走上国际化的道路，需要有国际化的眼光和管理制度。

张立平认为管理的国际化是实现北中医国际化最根本也是最重要的方法之一。她认为，要推动专家们多走出去，多和国际友人交流，国际化发展是对学院、学科、学校和专家本人发展的有利因素。在学校里，并不是每一位中层管理干部都有"走出去"的机会。没有机会，就要创造机会。张立平开始着手管理干部国际化培训项目的可行性。

十年前，国际化的概念很薄弱，很多观念仍在启蒙的阶段，很多项目也都从来没有开展的经验。管理干部国际化培训就是其中之一。为了能顺利地促成这个项目，国合处做了很多努力。他们选择了新加坡南洋理工大学成为国际培训教育点。新加坡南洋理工大学历年来就和北中医维持着良好的合作关系。南洋理工大学又是一个国际一流大学，现位居 2020QS 世界大学排名第 11 位，2020QS 亚洲大学排名第 2 位。新加坡是一个多元文化的移民国家，其特有的东西方文化融合和开放，正是举办此次培训的学习目标之一，也能使部分国际交流经验缺乏的中层管理干部在一个较短的时间内适应。综合考量下，南洋理工大学成了最理想的培训地点。

南洋理工大学最初并不是立即就接受了北中医的设想。对当时的他们而言，这也是一个崭新的项目。在此之前，从未有两所高校之间，在管理干部中互相交流和学习。对于如何培训、有哪些培训内容、怎么安排，对两所高校来说都是考验。综合考量了一段时间后，南洋理工大学决定支持北中医的国际化发展，接纳学校中层干部前来学习和培训。

2009 年上半年，两校确立合作关系。2009 年 9 月，第一批培训人员抵达新加坡。因时间仓促，第一批人员住在南洋理工大学附近的一个宾馆，住宿在校外，培训在校园内，主要以讲座的形式，由南洋理工大学各专业的教师授课。讲座的内容包含国家发展的方针、学校管理的开展、新加坡发展的路程等方面的内容。培训人员分成各类小组，不同组别负责不同工作，例如采集信息、汇报、撰写报告等。

这次培训效果非常成功。不仅达到了培训学习的目的，还增加了北中医中层管理干部之间直接的凝聚力。前去培训的干部可能在行政工作，可能在财务工作，也可能是信息管理等岗位的工作人员，在日常工作中，彼此之间的交流机会不多，通过此次培训，增加了相互的熟悉程度，达到了相互促进的目的。从长远来看，潜在地利于学校的发展和规划。经过经验总结，也让学校逐渐意识到了学习国际化发展的重要性。

中层管理干部国际化培训共开展了四届，将北中医所有方便出行的中层管理干部培训完毕后，圆满地落下了帷幕，奠定了学校中层管理者国际化理念的基础。这件事情，更是促进了北京中医药大学东方医院和新加坡中央医院六名干部的培训，实现了医院之间的国际化交流和学习。

　　这一国际培训，开创了学校管理层迈出国门进行统一培训的先河，创造了一个新的培训模式。从艰难起步的第一年，到颇受欢迎的第二年和大获成功的第三、第四年，这离不开学校领导的支持和前瞻性的眼光。在今天看来，十年前的四次培训，虽然每次培训时间不长，仅为两周，但通过这两周的所见所闻所学，强有力地推动了后续学校国际化工作的开展。

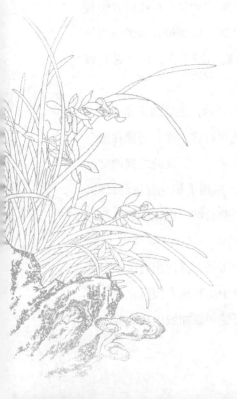

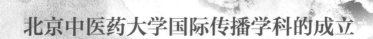

北京中医药大学国际传播学科的成立

·张立平·

张立平　女，北京中医药大学校长助理，研究生院常务副院长，曾任国际交流与合作处处长。

2012年，北京中医药大学国际传播学科成立，发展至今天已经成为国家中医药管理局重点学科。这一学科的成立也为中医药国际化发展输送了许多人才。

2010年，国际交流与合作处处长张立平受到其他学科的启发，认为随着中医药国际发展的脚步加快，北中医势必要有一个横跨文化和传播两个内容的融合性学科。

国际传播学是一门独立的学科，融入中医药的内容后，赋予了它更深厚的内涵，因此就有了存在和研究的意义。基于这个想法，北京中医药大学校长徐安龙教授出任学科带头人，成立了北京中医药大学英语（医学、中医药国际传播）专业。徐安龙校长和张立平处长亲自探访有关专家，准备答辩，顺利地完成了专业的设立。同年，"教育部来华留学英语授课师资培训中心"落户我校，这是目前教育部唯一的中医药专业英语师资培训中心。对于开展医学、中医药学国际传播英语教育，又是一大助力。

北京中医药大学英语（医学、中医药国际传播）专业学制四年，文理考生兼收。专业的目标是培养具有扎实的英语语言基础和广博的人文知识背景，掌握必要的医药卫生知识，具有较好的外语应用能力、跨文化交流能力和创新思维能力，能适应社会经济和医药卫生事业发展需要，能在医药卫生相关领域从事中医药英语翻译及对外交流与传播等工作的复合型英语专门人才。

专业招生分为医学和中医药国际传播两个方向。前者侧重培养能在医药卫生相关领域从事中医药英语翻译、学术研究等工作的复合型英语专门人才。后者侧重培养能在医药卫生相关领域从事中医药对外交流与传播、科技教育、信息咨询等工作的复合型英语专门人才。

第四阶段
2013—2019 年
万紫千红总是春，在时代中全面升级

　　2013 年以来，中国改革开放进入"新阶段"。北京中医药大学博观而约取，厚积而博发，中医药国际化事业进入新时代，能级全面提升，形成"北中医国际化经验的 2.0 版本"。2014 年 11 月 17 日，习近平总书记见证北京中医药大学与澳大利亚西悉尼大学签署建立中医中心的合作备忘录。中澳中医中心的建立是中医药事业发展的里程碑，引领了中医药国际化发展的新趋势，先后在海外建立了中澳中医中心、中俄中医中心、中德中医中心、中美中医中心。四大海外中医中心实现了中医药的医疗、教育、科研和文化在海外的全面发展，成了新时代全面推进中医药国际化发展的高水准"样板"。

与土库曼斯坦合作情况

·王婷婷　张立平·

王婷婷　女，北京中医药大学国际交流与合作处项目负责人。

张立平　女，北京中医药大学校长助理，研究生院常务副院长，曾任国际交流与合作

处处长。

　　2014 年 5 月土库曼斯坦总统别尔德穆哈梅多夫被授予北京中医药大学名誉教授称号，国务院副总理刘延东出席了在人民大会堂举行的授予仪式。在两国领导人的会谈中，别尔德穆哈梅多夫总统提出希望土库曼斯坦国立医科大学（The State Medical University of Turkmenistan）与我校建立合作关系。土库曼斯坦国立医科大学是土库曼斯坦医学高等教育的最高学府，别尔德穆哈梅多夫总统就毕业于该大学。为了落实两国领导人商谈事宜，应土库曼斯坦卫生部部长 N.Amannepesov 先生邀请，在我校徐安龙校长率代表团于 2014 年 11 月前往土库曼斯坦进行访问期间，与土库曼斯坦国立医科大学达成了开展医、教、研全方位合作的共识。

　　这次合作，源于一个"没有准备"的电话。当时正值暑假期间，土库曼斯坦外交部致电北京中医药大学。北京中医药大学国际交流与合作处坚持每天必须有人值班，不错失每一个对外交流的机会。通过这个电话，双方进行了良好的交流，为后续的合作打好了基础。由中医药搭建跨国际沟通的桥梁，北京中医药大学在人民大会堂授予土库曼斯坦总统别尔德穆哈梅多夫名誉教授称号。

2015 年 5 月 12 日，土库曼斯坦国家医学院院长 Dr. Orazaliyewa Ayjemal Menliyewna 女士访问北中医，双方就落实"中医中心"建设、推动土库曼斯坦国立医科大学本科生、研究生来我校留学项目和土库曼斯坦天然药物的合作研究等议题进行了深入细致的磋商，就主要议题达成了一致。访问期间，土库曼斯坦国立医科大学代表团还参观了北京中医中医药大学东直门医院国际医疗部、第三附属医院和北京康仁堂药业有限公司，对我校的医、教、研综合建设表示赞赏，进一步增强了与我校合作建立"中医中心"的信心。

2016 年 7 月 20—22 日，受土库曼斯坦卫生部部长的邀请，徐安龙校长率团赴土国参加其国际医疗会议和"卫生—2016"国际医疗博览会系列活动。徐校长作为重要嘉宾，出席由土国卫生部长主持的土库曼斯坦 2016 国际健康学术会议并发表"发挥中医药优势，造福土国人民"的主题演讲。访问期间，土库曼斯坦总统库尔班劼·别尔德穆哈梅多夫先生会见了徐安龙校长，表达了将全力支持北中医提出的中医中心建设方案，以使其尽快落实的迫切心情。

2016 年 9 月 3 日，土库曼斯坦总统为我校建校 60 周年庆典送上贺信，祝贺北京中医药大学建校 60 周年，并表示与北中医的合作给了土库曼斯坦更多了解中医的机会，合作让两国人民均受益匪浅。

2018 年 4 月 25 日，我校与土库曼斯坦驻华大使馆联合举办"中国·土库曼斯坦学生友好交流足球比赛"，我校学生与土库曼斯坦在京青年开展了友好交流。

2019 年 5 月，土库曼斯坦教育部国际司司长 Hayyrov Hemra 先生率代表团访华期间，来我校访问，就进一步推动土国中医中心建设和开展教育合作的相关事宜达成一致意见。访问结束后，代表团在我校与在北京学习的土库曼斯坦留学生共约 160 人座谈，了解该国学生在北京的学习生活状况。

别尔德穆哈梅多夫总统作为我校的荣誉教授，一直牵挂我校与土库曼斯坦国立医科大学的交流合作。2015 年 11 月 20 日，双方签署合作协议，在医、教、研全方位开展合作。在教育教学方面将为土库曼斯坦培养中医本科、硕、博学生，以满足其全国范围内对中医人才的需求。经两校协商，将首先开展中医本科教育。

为鼓励土库曼斯坦的青年学生来华学习中国医学和传统文化，使中医更好地传播至中亚地区，为当地人民健康事业服务，我校就该项目向留学基金委提出奖学金资助申请，2016年我校共获得高校研究生奖学金项目名额40个，用于招收全日制研究生，重点招收"一带一路"国家学生，其中20个名额专门用于招收"中土中医学士学位项目"学生。经过我校严格考核，录取20名土库曼斯坦优秀高中毕业生，其中19名学生在北京语言大学预科学习一年。自2017年起该项目纳入"丝绸之路"中国政府奖学金项目统一管理。学生培养模式为：第一年在北京语言大学预科学习，第二年至第六年在北京中医药大学进行专业学习。

目前该项目已连续招收三届学生，在读学生55名。其中2016级、2017级学生已进入北中医进行专业学习，2018级学生在北京语言大学完成基础汉语和中医汉语学习，即将于2019年9月来我校进行专业学习。自2019级开始，学生将在我校完成预科学习和专业学习。

通过土库曼斯坦国立医科大学和北京中医药大学两所各具特色医学院校的强强联手，以两校中医学士学位项目为起点，使中医药成为中土两国医疗交流合作的桥梁和纽带，将会进一步加深中土两国在人文和传统医药领域的交流与合作，提升中医药服务民众健康的能力，为造福人民、促进丝绸之路经济带建设具有积极意义。

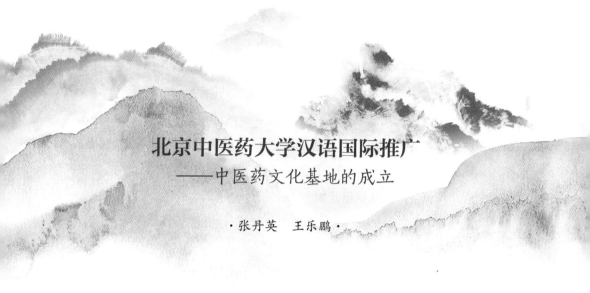

北京中医药大学汉语国际推广
——中医药文化基地的成立

·张丹英　王乐鹏·

张丹英　女，北京中医药大学国家中医国际传播中心主任。
王乐鹏　男，博士，北京中医药大学国家中医国际传播中心副教授。

2013 年 12 月国家汉办正式批准北京中医药大学成为"汉语国际推广—中医药文化基地（北京）"的承办单位。基地面向全球孔子学院开放，作为中医药文化对外宣传和交流的窗口，将在有效地传播中医药文化、不断增进海外受众对中国传统文化的全面了解方面做出贡献。基地将开设中医药文化展示和体验项目、中医药文化课程、大纲及教材研发项目、中医药文化推广网站建设项目，同时还将按照国家汉办需求，开展针对不同受众的各种中医文化及专业培训。这一对外窗口，正在成为新时代中医药文化传播的新亮点。

早在 2004 年，中国国家汉语国际推广领导小组办公室成立孔子学院时，北京中医药大学就有了将中医药文化和汉语结合起来做推广的想法。这一想法，在实践中逐步得到了国家汉办的认可。中医药是中国除了汉字以外的，拥有独特中国魅力和历史风采的天然文化载体。基地的开展，开创了一个新的中国文化推广模式，这个模式从原本仅依靠语言的推广，逐渐铺展成多元化的中国文化展示。

2016 年，"汉语国际推广—中医药文化基地（北京）"在北京中医药大学成立。2016 年 12 月 10 日晚，在全球 511 所孔子学院和 1073 个孔子课堂外宾代表的共同见证下，教育部副部长郝平、教育部前副部长刘利民、北京中医药大学党委书记吴建伟与国家汉办党委书记马箭飞，共同为北京中医药大学"汉语国际推广—中医药文化基地（北京）"揭牌。面向世界、面向发展、面向未来，讲好中医药故事，中医药文化基地的设立为我国中医药的国际化传播事业打开了一扇窗，标志着我国中医药文化的传播进入了新时代。新时代，感知中医、体验中医、理解中医，从这里开始。

"汉语国际推广—中医药文化基地（北京）"包括北京中医药大学中医药博物馆、中医药体验馆。

中医药博物馆馆藏丰富，完整展现了我国中医药事业发展的历史脉络，在这里，参观者可以感受中医药文化的博大精深与中医药科学的辉煌历程；中医药体验馆办馆理念先进，秉承开放、互动、创新的理念，开国内中医药文化互动体验式办馆之先河，让参观者在沉浸式的过程中，感知浓郁的中医药文化氛围。

中医药体验馆共四层，1680 平方米。一层"杏林苑"是中医初体验，相对集约地展示了中医概貌，包括岐黄宫、针推阁、百草堂、造药局、功夫馆、养心斋等中医的基本单元。通过声、光、电、仿真和影视合成等电子互动以及手工制药等方式精彩呈现中医药文化。二层"济生堂"展示中医诊疗内治之术，以方脉内治为主要核心功能，分朋来苑、医圣堂、九体堂、脉诊间、趣药阁、聚贤厅等单元，展现中医从古至今的常用诊疗措施，尤其是配备了与时俱进、与现代科技结合的高科技诊疗仪器，让体验者尽享古今中国医风。三层"国针馆"展示中医针灸等外治之术，分按跷经纬、经络小屋、艾灸方寸、砭角精舍、金针方寸、银针天地、针法天地、针具博览等多个单元。在这里，体验者可以尝试接受耳针、推拿、拔罐、刮痧、艾灸、针灸等传统疗法的治疗，学习养生功法。四层"五味居"，体验者将通过了解、学习中医药膳的制作方法，品味中医药膳。

感知、视听、参观、体验，北京中医药大学打造了一个全方位、沉浸式、多感官感受的中医药文化体验基地。北京中医药大学面向国际，吸引着全世界各国的中医爱好者前来学习和参观。从教育的角度，不仅有跨国际的合作交流办学，在自己家里，更是建立了一个中医药国际文化交流基地。开放、创新、广博，北京中医药大学始终致力于中医药国际化发展。

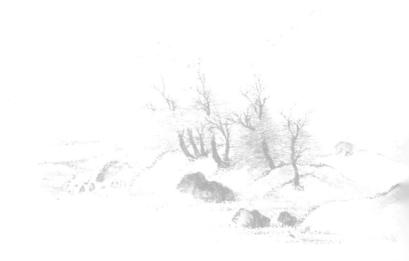

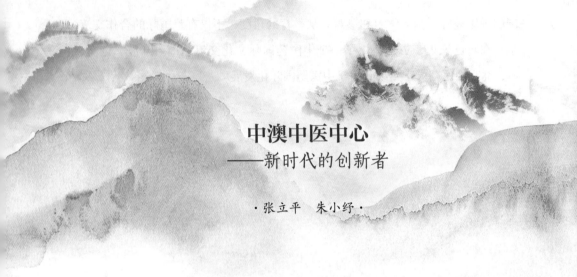

中澳中医中心
——新时代的创新者

·张立平　朱小纾·

张立平　女，北京中医药大学校长助理，研究生院常务副院长，曾任国际交流与合作处处长。

朱小纾　女，博士，教授，澳大利亚西悉尼大学。

2014年11月17日，在澳大利亚首都堪培拉国会大厦，新历史正在发生。在中国国家主席习近平与时任澳大利亚总理阿博特的共同见证下，北京中医药大学徐安龙校长与西悉尼大学格罗夫校长代表双方签署了在澳洲建立"中医中心"的合作协议。建立该中心，旨在发挥双方各自优势，强强联合，打造集中医医疗、保健、教育、科研、产业、文化为一体的综合平台，广泛开展交流与合作，探索中医药走向世界的新模式。

这是第一次由两国国家元首见证的高校合作项目。也是我国传统文化中医药教育第一次和国外高校合作共同谋求发展，创造的新里程碑项目。

"好事多磨"这个词语用在这件事情上再合适不过了。建立"中澳中医中心"并不是一蹴而就的，而是在多方领导的努力下，共同协作，搭建出来的。

时间要拨回两个月前。北京中医药大学作为中国知名中医药学府，一直在探索将中医药文化走出国门，走向国际之路。学校与澳洲长期保持着良好的沟通和密切的合作关系，为了让这份合作关系更加密切，以及能够迈上另一个台阶，在已有了其他国外中医中心的成功案例的条件下，建立中澳中医中心，也渐渐地提上了日程。就在这个时候，学校举办了一个传播学大会，并特意邀请西悉尼大学的专家参加。西悉尼大学是一所拥有全澳最大的学校网络，拥有7万名学生5千名教职工的综合性大学，同时在澳洲，西悉尼大学拥有最全的本科、硕士和博士的中医学位课程，20年来，西悉尼大学累计培养了300多位中医专业人才。在这次大会上，北京中医药大学向西悉尼大学的专家表达了合作意向。很快，这一合作意向得到了西悉尼大学校长葛班尼教授的热烈回应。

2014年10月中旬。我国国家主席习近平应澳大利亚科斯格罗夫总督和阿博特总理的邀请，将要在11月对澳大利亚进行国事访问。中澳中医中心的设立如果能够得到国家领导人的见证，将会为全世界中医药事业的发展和传统医药事业的发展带来极大的信心。北中医人决定为此试一试。北京中医药大学向有关上级部门汇报了这一想法后，很快得到了诸多回复和支持。国家各部委的大力支持、一路开绿灯的同时，对北京中医药大学来说，意味着更大的机遇，也意味着极大的压力与挑战。我是这项工作的主要执行者和之一。时间紧、任务重。时间还只剩六天，合作的协议还未最终完稿，各项流程的审批还在等待中。很多人都对我说估计是可能办不成了。

可是，我们北中医人都有着一股子韧劲。眼看着即将成真的美好愿想竟然越行越远。我不甘心，我是北中医人，我是深深地热爱中医药文化的人，最重要的是，以我多年从事国际教育工作的经验来看，我坚信徐安龙校长提出的与澳方高校合作建立中澳中医中心的构想，将会对中医药国际化的发展起到极大的全面推动作用。

对于北京中医药大学来说，对于中国的中医药事业的发展来说，他们太需要这次机会。因此不到最后一刻不能放弃。

功夫不负有心人。北京中医药大学对中医药事业的真诚与执着让澳方也感受到了中医药合作的魅力，西悉尼大学健康和生命科学学院朱小纾副院长是一位资深的海外中医教育专家，在她和团队的大力努力下，两所高校的协议很快顺利签订。而国内的流程审批也顺利地如期完成。

北京中医药大学中医国际传播中心的张丹英老师默默地做着后勤保障工

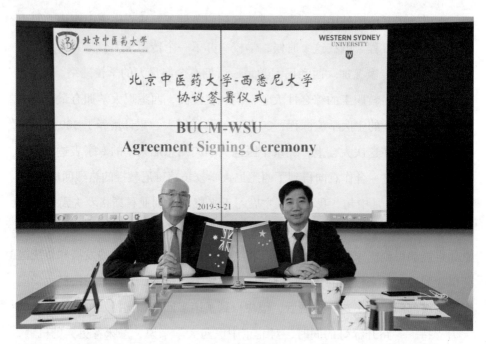

◎ 2019年3月，北京中医药大学校长与西悉尼大学校长续签合作协议

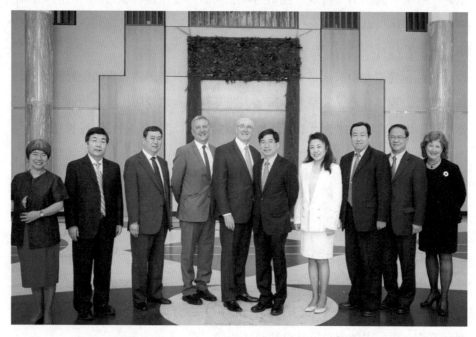

◎ 2014年，北京中医药大学与西悉尼大学中澳中医中心建设协议签署前，双方代表在澳大利亚堪培拉国会大厦合影

作，为我们准备好了各种材料。即使已经坐上了飞往澳洲的飞机，一颗心却也像和飞机一样飘在半空中，着不了地。

2014 年 11 月 17 日，在澳大利亚首都堪培拉的国会大厦，我们望向台上，在习近平总书记、阿伯特总理的见证下，徐安龙校长和葛班尼校长签订了中澳中医中心的合作协议，这也是中澳自贸协定的组成部分。曾经的梦想成真了，这对中医药事业来说意味着也是新的里程碑。

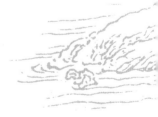

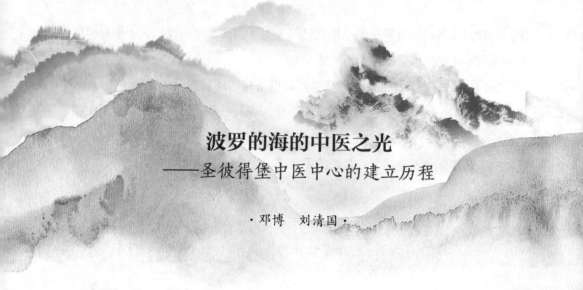

波罗的海的中医之光
——圣彼得堡中医中心的建立历程

·邓博　刘清国·

邓博　男，圣彼得堡中医中心办公室主任。

刘清国　男，博士，主任医师，北京中医药大学针灸学院教授，博士研究生导师。

习近平总书记说过，"中医药是打开中华文明宝库的钥匙"。几千年悠久的历史孕育了浩瀚博大的中医文化，在一带一路的大背景下，代表中华文化精髓的中医药，走出去，造福世界，势在必行。2013 年 6 月，受巴甫洛夫第一医科大学和圣彼得堡水务集团董事长的邀请，我随徐安龙校长等领导访问俄罗斯，在一带一路沿线最重要的国家建立中医中心的念头就此萌发。

然而两种截然不同的医学体系注定了中医药的海外推广是一项艰巨的系统性工程。为了能够寻找突破口，2014 年 3 月，受大学邀请，水务集团董事长携管理层及俄医学专家团两次前往北中医及附属医院体验中医，中医以宏观辨证求本、绿色的理念、显著的疗效，让俄方坚定了与中方建立中医院的意愿。2014 年 9 月正值中医中心筹建关键时刻，国务院副总理刘延东在乌里扬诺夫斯克接见了徐安龙校长以及我们中心筹备组的成员，对于中心建设做出了重要指示并寄予了热切的期望，得到了刘延东副总理的认可，更加坚定了我们建立中医中心的信念。

2014 年 12 月，我校东方医院派出专家团赴俄，进行了为期两个月的义诊，以实际疗效得到了患者和专家的认可，搜集了大量一手临床数据，极大地提高了北中医在俄知名度。2015 年 3 月俄国国家杜马下属单位传统及民族医疗委员会为北京中医药大学圣彼得堡中医中心颁发了康复医疗资质及康复专家从业许可证，"中医走出去"逐步从概念变成激动人心的事实。为了能尽快实现更大的中医执业的法律突破，2015 年大学与俄各界交往频繁密切，从徐校长会见俄杜马副议长、医疗立法委员会主席，大学领导两赴俄西北医科大学、彼得罗夫肿瘤科学研究院进行学术交流签订全面合作协议，再到金砖国家传统医学大会主题发言，从高层互访到学术交流，一步一个脚印，与西方医学的对话交流中不断塑造着中医的现代话语权。

通过北中医人不断地艰辛努力，摸着石头过河，终于于 2016 年 1 月，俄卫生部圣彼得堡州政府医疗卫生委员会为北京中医药大学圣彼得堡中医中心颁发了俄罗斯联邦医疗许可证，中医中心成为俄第一家获准以医院资质运营的中医机构。同年 3 月中医中心又与俄罗斯联邦最大保险公司 Росгосстрах 签约，成为第一家纳入俄医保体系的中医机构。2016 年 7 月 3 日，国务院副总理刘延东在俄罗斯圣彼得堡出席并见证了"北京中医药大学圣彼得堡中医中心"揭牌仪式，她强调，中医是中国的国宝，中医中心的建立开辟了中医走向世界的通道、做出了典范。80 多岁高龄的俄罗斯民族英雄，全国医学会主席罗沙利·列昂尼德·米哈伊洛维奇参加了 7 月 3 日的开业典礼，并向刘延东副总理表达了对于中心的美好祝福。

2016 年 7 月 3 日北京中医药大学圣彼得堡中医中心开业，副总理刘延东，俄医疗委员会主席罗沙利、教育部副部长郝平，俄教育部常务副部长达吉雅娜、中国驻俄大使李辉、徐安龙校长等领导出席揭牌仪式。

中心运营至今共接诊患者 1 万余人次，以圣彼得堡为中心辐射全俄及周边国家，我方专家以精湛的医术医

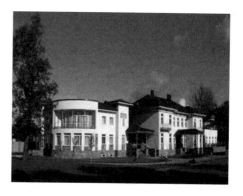

◎ 2016 年 7 月俄罗斯第一所法律承认的中医医院成立

治了一批经西医久治无效的疑难病案,来中心就医的患者中不乏俄政要、企业家、医生、社会名流,中心以卓越的疗效,获得了俄医学界对中医药的高度赞誉和广大患者的认可。

中医药是中华优秀文化的重要载体,也是中西文明对话的窗口。圣彼得堡中医中心的建立及成功运营是"一带一路"与"中医走出去"倡议的重要落地成果,不仅扩大了北中医的海外影响力,更对增进中俄友谊,促进中俄文化与医疗交流,传播中华文化发挥了重要作用。

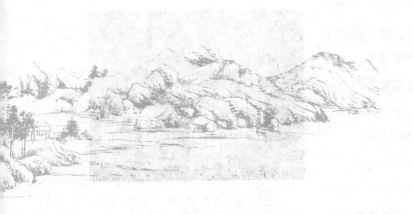

育中西汇通拔尖人才　谱中医药事业发展篇章
——北京中医药大学与新加坡南洋理工大学生物科学拓展培养项目

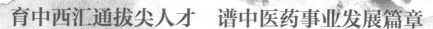

·岐黄国医班 2015 级全体同学·

中医药作为我国独特的卫生资源、潜力巨大的经济资源、具有原创优势的科技资源、优秀的文化资源和重要的生态资源，在国际经济社会发展中具有越来越重要的地位和作用，中医药人才培养问题也越来越受到重视。

国家层面对中医药的重视和国际社会对中医药逐步认可都对中医药人才培养提出了外在要求。中医拔尖人才应该具备国际化视野，具备多途径教育培养经历，在打造自身的同时，肩负将中医推向国际化舞台的使命，这是当今中医药人才培养的内在需求。而国际上中医药发展的局面是"重视与制约共存"，其中一个重要原因是在国际舞台上，我们缺乏中西贯通的中医领军人才，导致话语权不够。学校进入"双一流"建设高校后集中力量于建设一所"世界一流中医药大学"，致力于将中医药人才培养成与国际接轨、具有国际视野、具有创新精神的中医药拔尖创新人才，为行业选拔优秀人才，打造北京中医药大学人才培养品牌项目。

北京中医药大学作为中医药高端人才的培育者，主动承担起继承和发扬中医药事业、服务经济社会发展的重任，以培养具有坚实传统医学与前沿现代科学基础、视野开阔、思维创新、能力过硬的中西医汇通型拔尖中医国际化人才，努力在实现中国梦的伟大征程中谱写中医药发展的新篇章。

我校自 2015 年起,依托国家留学基金委优秀本科生国际交流项目,先后派送中医学专业、针灸推拿学专业学生 248 人到新加坡南洋理工大学进行短期学习,以提高学生的创新意识和实践能力,开阔国际视野,提高国际竞争力,使中医高层次人才培养模式的新探索真正落到实处,为中医药事业的可持续发展注入活力,也为我国实施健康中国战略培育人才。

我校推荐工作坚持德智体全面衡量、综合评价、择优推荐,坚持科学公正、规范透明的原则。选拔条件参照国家留学基金资助出国留学人员选派申请条件制订。

学校对海外留学项目高度重视,按照上报留学基金委的项目管理方案认真执行项目管理工作。由本科教学主管校长主抓工作,国际交流与合作处负责对外联系,教务处、遴选学生所在学院(中医学院、针灸推拿学院)全力配合选拔与管理,南大方面除项目负责人外,另派专人负责项目对接工作。

派出学生在南洋理工大学通过全英文授课学习了《遗传学和基因组学》《发育生物学》《生物化学》《生理学》4 门课程,学生成绩优异,获得外方好评。

交流期间我校学生积极参加南大各类学术讲座,参观南大科研实验室以及南大中医诊所,和南大学生以及来自世界各地的学生成为朋友,传播中医文化,让世界了解中医,认识中医。

学生回国后,均表示海外学习经历对其日后的学习起到了积极的推动作用。去年,我校还针对此项目召开了 2015—2018 年已参加岐黄、优本项目学生的座谈会,座谈会上学生们一致认为收获丰富:学习到生命科学知识、学科前沿动态,更加丰富了在生命科学教学领

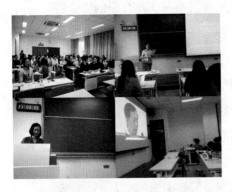

◎ 学生行前培训

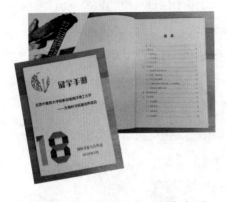

◎ 北京中医药大学制作的"留学手册"

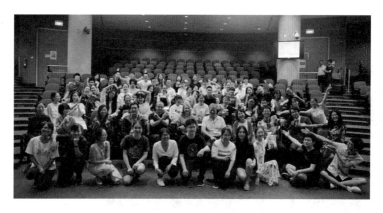

◎ 学生与南洋理工大学教师结课合影

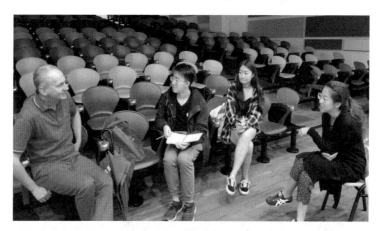

◎ 学生与南洋理工大学教授交流

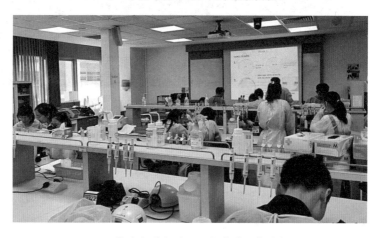

◎ 学生参观南洋理工大学科研实验室

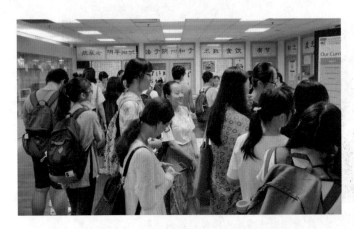

◎　学生参观南洋理工大学中医诊所

域中国际前沿知识，提高了专业水平，激发了学习主动性，拓展了思维，增加了献身中医、推动中医发展的信心。而已回国几年的同学，目前已进入研究生阶段或毕业实习阶段，通过对中医学专业课程、临床课程的学习，经过时间的沉淀，他们一致认为除上述的收获外，更大的收获不是知识方面的学习，而是对中西医知识的融会贯通，以及极大地拓宽了科研思路，在研究课题时，更加有思路、有方案，学生们更坚定了将中医学发展壮大的决心。

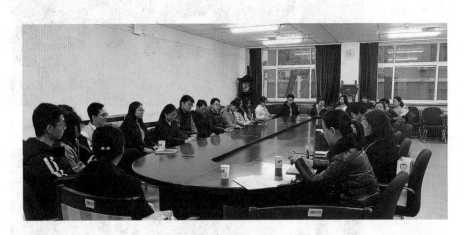

◎　归国优本学生座谈会

　　"北京中医药大学与新加坡南洋理工大学生物科学拓展培养项目"有效地拓宽了学生视野，促进了我校创新人才培养、科学研究及文化交流工作，培养了具有国际视野的优秀中医人才，推进了中医药创新驱动发展，强化了中医药科技支撑，让中国传统文化走向世界，让中医文化走向世界，让世界见证了东方的神奇。

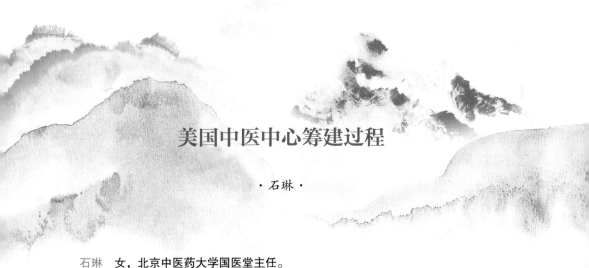

美国中医中心筹建过程

· 石琳 ·

石琳　女，北京中医药大学国医堂主任。

建立海外中医中心是学校推进中医药走向国际的重要战略之一，其中美国中医中心是这一战略的重要一环。美国中医中心于 2015 年初开始启动筹建工作，于 2016 年 12 月正式落成。在将近 2 年的时间里，有太多的艰难和困苦，更有太多的幸运和感动一同见证了这一历史的书写。

临时任务

最初对于美国中医中心的设立，计划是寻求一个具有当地资源优势的合作方共同完成。但是随着对美国相关政策法规的学习，以及对合作方提供的举办场所资质进行深入调研后发现，合作举办存在诸多困难和障碍。于是学校调整了美国中医中心的定位，确立了本着完全自主、着眼长远、规范严谨的原则，同时实现中医中心教育、科研、医疗和展示宣传等四项职能，按照美国非营利组织的模式运营，使之成为中医药在北美洲发展传播的重要平台的建设目标。

接到学校派我去筹建美国中医中心的任务是在 2015 年的 7 月份。当时我作为大学国医堂的新一任主任，刚刚完成了国医堂的改扩建和内部管理体系的建立工作。说句心里话，当接到这个任务时，我第一反应就是"这项工作我干不了"。原因有三：第一，我对美国不熟悉。在此之前我从没去过美国，更别说对它的了解了。而筹建工作不仅仅需要熟悉地理环境，更需要对当地的政策法规、医疗资源等有较深入的了解。第二，我在语言交流上存在障碍。我从来没有涉外的工作经历，英语水平是典型的"哑巴英语"，阅读和听勉勉强强，直接交流就比较困难了，而筹建工作必然会面临大量沟通交流的场合。第三，这是一项全新的工作。可以说无论是我们学校，还是兄弟院校，甚至可以说在国内外同行业中都没有可以借鉴的经验可循，工作难度不言而喻。时任党委书记吴建伟和校长徐安龙分别找我谈话，向我说明筹建美国中医中心的重要意义，同时高度肯定我在国医堂改扩建和管理中所取得的成绩，认为我是最适合的人选。分管领导谷晓红副校长也鼓励我说："虽然这项工作是史无前例的开创性工作，没有现成的经验可借鉴，但是要相信办法总比困难多！学校是你坚强的后盾！"面对学校的信任和使命的感召，我毅然接受了这个任务。因而成就了我生命中最难忘的一段经历。

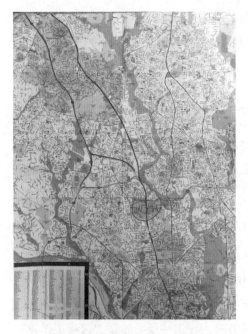

◎ 美国中医中心选址范围区域图

众里寻她——选址篇

认识一个城市，大多都是从市容市貌开始的，而我却是从门牌号码和招租广告开始的。筹建的第一项工作就是为美国中医中心选址。为了取得更显著的社会影响，美国中医中心应该在靠近首都华盛顿特区的地方，同时考虑到国内专家取得医师执照的方便性，确定将中心注册在马里兰州。围绕我们业务开展的领域，应选在生命科学氛围浓郁的地区，所以选定在马里兰州靠近美国国立卫生研究院（NIH）的区域之内。具体范围在 Rockville 和 Bethesda 两个收入较高的城镇附近，在通往 NIH 的两条主干道 270 公路和 355 公路沿线。2015 年 9 月份的前两周，我们几乎走遍了这一区域所有对外招租的地址，大大小小不下百余处物业。每天无数次往返于 270 和 355 公路，从茫然无知逐渐到对这一区域的物业情况如数家珍，连我们的地产经纪人 Tony 叶先生都开玩笑说我可以去考个地产经纪人的证书了！

在这个过程中，我每天白天在外面看房子，晚上就通过邮件或者微信向主管领导和学校及时汇报情况，经过反复比较最终选定了 Rockville 9600。之后就进入了艰苦的谈判期。我们发现美国地产的价格和交易情况是公开的信息，每一栋物业的租赁平均价格是可以在地产经纪人的系统内查到的。所以，对于价格基本是有一个参考标准的，谈判的重点就是我们要根据美中心的使用需求，尽量争取额外的优惠。在这个过程中除了谈房屋本身的条件之外，还遇到一个十分重要的问题，也是一个很大的现实困难，那就是在美国办事情，没有任何信用记录可以说举步维艰。因为我无论从个人来说还是从将要成立的美国中医中心来说都没有历史信用记录可供查询，这就使得房东额外增加了很多附加条件。比如：提出要由银行提供信用担保或者提供 120 万美元的资金担保等。大家都知道美国是一个法治社会，但是直到这次筹建亲身经历之后，我才真正理解法治社会并不意味着没有欺诈和谎言，尤其是在充满利益之争的商业领域更是处处都是危机。法律是我们唯一可以保护自身利益的工具。

房东请了一家很大的地产公司作为他们的代表，在整个谈判过程中他们都表现出非常明显的"欺负外国人"的姿态，常常用一句"这是行业惯例"来搪塞我们的要求或者质疑，有的时候明明谈好的条件，转天就不认账了。后来通过多方了解得知，美国民用地产的相

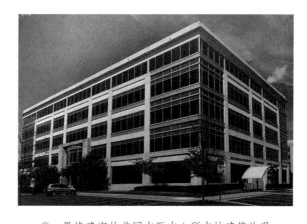

◎ 最终确定的美国中医中心所在地建筑外观

关规定比较明确，合同相对统一简单，但是商业地产的条款基本是通过谈判达成的。鉴于租赁面积大、租期长，再加上我们是外国人对美国法律等不熟悉等原因，经过向学校请示，最终决定专门聘请美国一家律师事务所为合同签订提供法律服务。从 10 月 5 号聘请律师开始，经过近一个月的艰苦谈判，最终在原合同上修改了 23 条意见，形成了 51 页的租赁合同，基本实现了我们所提出的所有意图。

百转千回——注册篇

美国中医中心的筹建中选择租赁场所只是一个方面，另一项重要工作就是完成美国中医中心的注册工作，并取得联邦纳税号码（EIN），使美国中医中心成为可以进行合法经营的主体。最初我们了解到在美国注册公司非常简便，但是这个简便在后来的实践过程中发现是有条件限制的。注册公司本身是一个很简单的事情，确定好公司性质，按照对应的模板撰写好公司的章程在网上提交即可。

但是因为我们未来还要向国税局申请免税成为非营利组织，所以相应的申请文件就变得比较复杂。而且在美国个人的社会保障号码是各类事情办理的必备条件，但我们恰恰不具备这个条件。我作为美中心这个非营利组织的发起人没有社会保障号码，而作为美中心最初的三位理事也都是外国人身份没有社会保障号码，这样按照常规的注册手续就无法进行下去了。也有人给我们建议，可以借用他人的社会保障号完成注册，之后等条件成熟了再做变更。但是从长远考虑，为了使未来中医中心的运营不会受到人员更迭的影响，我们采取了帮助我们进行中心注册的律师的建议，直接以新注册的美国中医中心向国税局申请 EIN。

美国政府部门的办事效率是十分低下的，而且非常刻板教条，即没有明确的实效承诺，也无法进行办事进度的查询。注册工作需要分两个步骤完成，一是到美国中医中心所在州政府提交公司的章程，拿到准予批准的公司注册文件。说白了就是提交我们的名称和章程等文件给州政府备案，州政府再出具一个盖了公章的说明完成备案的文件。第二步就是以这个公司的名义向国税局申请 EIN。为了以最快的速度拿到注册文件，我们没有选择邮寄的方式，而是选择到马里兰州政府所在地巴尔的摩现场办理。巴尔的摩距离我们中心所在地开车需要 4 个小时，为了尽早到达我们那天天不亮就出发了。但就是这个简单的提交文件—备案—缴费—盖章的过程中间竟然发生了 3 次错误，换了 2 个工作人员，直到下午 2 点多才完成。就在我们刚刚吃完东西准备往回走的时候，注册律师打来电话说，他们在网上查到州政府备案的美国中医中心名称拼写错了，写成了 "By BCUM"，正确的应该是 "By BUCM"。当时已经是下午 4 点半左右，州政府 5 点钟下班。我们飞奔回到办事大厅，被门口的保安拦住，说已经下班了。幸亏刚才办事时取得号码还没扔，我顺嘴说我们刚办完事，有东西落在上面了，这才被允许进去。我们到了负责注册的部门，办公室的门已经锁上了，但是能听到里面还有工作人员在说话。我们敲门，但里面回应已经下班了，让我们明天再来。我们反复强调只问一句话就走。我们堵在门口，他们也出不来，不得已只得开门接待我们。进去后，我们就提出网站上查到的注册信息的错误，要求他们予以更改。他们找出一堆理由推脱，什么下班了、电脑关了、办事的人走了等。我们据理力争，指责他们工作失误，造成我们的麻烦，如果当时不能更正，我们要求支付路费、住宿费等一切损失，还要投诉他们。这招还是很奏效的，最终他们加班给我们更正了信息。事后想想，真的是万幸啊，不然就又得往返 8 小时跑一趟了。

更让人感到煎熬的是 EIN 的取得。我们当时一方面和房东谈着合同，另一方面进行美国中医中心的注册工作并等待着国税局 EIN 的批复，因为只有公司完成注册后才有了和房东签订租赁合同的主体，而另一方面，只有获得了 EIN 号码之后才能在银行开设账户，完成合同中有关押金等条款的执行。所以签合同—注册中心—获得 EIN 就成了一个"连环扣"，缺了哪一环都无法完成美国中医中心的设立工作。那个时候，我们已经在美国待了将近 2 个月，整个人在高度紧张的状态下度过了 2 个月，EIN 的批复可以说是完成任务的曙光。帮我们进行非营利组织注册的律师告诉我们，像我们这种纯粹由外国身份的人申请的非营利组织属于比较特殊的情况，她也无法预测 EIN 的批复时间，快的话也许 2 周可以获批，慢的话也可能需要 60 天。在 10 月 16 日提交 EIN 申请后，我就开始望眼欲穿地等待国税局的通知。幸运的是在 26 日我们获得了批复。
26 日晚上 8 点多，我们接到律师转来的国税局的传真件，那天晚上我第一次发
现美国的月亮特别得圆。第二天就到银行开设了美国中医中心的账号，10 月
29 日正式签订租房合同。至此，美国中医中心从法律上来说就算正式诞生了。

众志成城——人物篇

　　美国中医中心的筹建表面上看起来是我在负责，但背后倾注了无数人的心
血和汗水。校领导的支持自不必说，主管领导谷书记更是全程参与指导。我在
美国出差的 2 个多月里，谷书记的作息时间都是按美国时间进行的，每天晚上
12 点之后都会接到我的电话，或者汇报工作进展，或者针对遇到的问题出谋划
策，甚至是面对我焦虑的情绪给予安慰。除了领导，还有很多学校的同事甚至
是跟这件事毫不相关的人给予了无私帮助。从最初我第一次去美国考察纺织博
物馆（最早合作方案中的美国中医中心选址地）开始，学校国际交流与合作处
就创造了 5 天办理公务护照并取得美国签证的记录。此后，国合处始终是协调
学校外事资源的枢纽，为筹建工作提出非常重要的外事政策原则的指导。从小
一起长大的发小听说我第一次到美国出差并且只有我一个人，二话不说就从盐
湖城坐 6 个小时飞机过来给我当了 5 天翻译，使我顺利完成考察任务。热心中
医药发展与传播的企业北京仟草药业和北京康仁堂药业为美国中医中心的筹建
慷慨捐赠，才使得美国中医中心能够从理想变成现实。还有很多热心的北中医
校友，如郝耀东、夏月、王冰等也在筹建过程中给予了方方面面的支持。中国
驻美国的使领馆人员以及很多对华人华侨也为我们的筹建工作伸出了热情的援
助之手。特别值得指出的是国台办驻美的杨参赞，帮我们找房租房的台湾同胞
叶先生，以及负责美国中医中心装修改造的 BB 公司的项目经理 Lily。

　　在这个过程中，让我感受到了大家对我的关心和爱护，更让我体会到大家
对中医的期待和认可。我想很大程度上是因为我做的这件事，是为了弘扬我们
国家引以为傲的中医，更是为了让在美国的华人华侨以及美国人民能够切身享
受到中医的福祉。我能感受到大家对中医中心的期待，很多时候不用我多说，
他们都会替我向身边的人热情地介绍中医中心。说实在的，在筹建过程中遇到

了超乎想象的困难，甚至有的时候我的内心也会彷徨和犹豫。每当这个时候，总会有人向我伸出援手，也许是一些具体的帮助，也许是几句安慰的话，或者仅仅就是安静的陪伴。我记得2015年的中秋节我是在美国度过的，那天郝耀东老师把我们请到他家，亲手制作了月饼还有他拿手的刀削面。他一边跟我们聊天，一边往锅里削面条的样子深深刻在我的记忆里，我记得他说："我的面条可是轻易吃不到的，祖传秘方！吃了我的面保证不想家！"

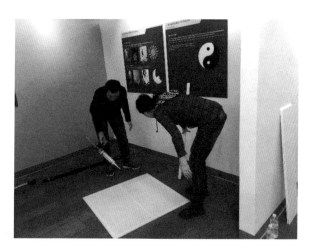

◎　美国中医中心博物馆布展工作现场

时光荏苒，转眼间美国中医中心正式运营已经快3年了。先后有嵇波和安超两位在中心担任负责人。美中心也从最初从零开始到现在在医疗、教学、科研交流等方面全方位的拓展，在美国当地已经具有相当的知名度和影响力。这一路走来真的是非常不

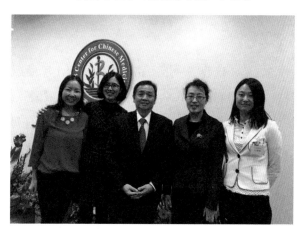

◎　美国中医中心落成典礼上的合影。从左至右：装修项目负责人王丽，筹建负责人石琳，地产经纪人叶安顺，第一任中心主任嵇波，大学外事处王珊珊

容易。作为筹建工作的亲历者，我相信美国中医中心的未来一定会越来越好，美国中医中心的存在也必将为中医药在世界范围的传播和全人类的健康事业做出不同凡响的贡献。

做中医药文化"一带一路"传播的践行者

·王婷婷·

王婷婷   女，北京中医药大学国际交流与合作处项目负责人。

谈起"一带一路"上的国家土库曼斯坦，我最初印象是汗血宝马，土库曼斯坦和北中医的结缘，是 2014 年该国总统别尔德穆哈梅多夫来华访问期间被聘任为北京中医药大学名誉教授，时任国务院副总理刘延东出席了授予仪式。别尔德穆哈梅多夫总统在与刘延东副总理的会谈中，提出希望土库曼斯坦国立医科大学与北中医建立合作关系，开展中医本科教育。当时我虽然还在大学二级学院从事辅导员工作，当时看到这个新闻，也非常激动，作为一名北中医人，看到中医药文化走进更多国家，是一件非常值得自豪的事情。

为落实两国领导人商谈事宜，当年 11 月，徐安龙校长率代表团赴土库曼斯坦访问，拜访土库曼斯坦卫生部部长，会见土库曼斯坦国立医科大学师生代表，两校还达成了框架合作协议，其中最重要的是两校之间中医本科教育合作，北中医将为土国培养具备中医学专门知识和专业实践技能、从事中医临床医疗与预防工作的中医师，以满足该国医疗体系对中医的需求，为其高层次中医人才的培养打下基础。而这时因工作变动，我恰巧作为学校国际交流合作处工作人员具体负责该项工作，因此全程参与了该项目的申请和执行等工作。

项目获批

为鼓励土库曼斯坦的青年学生来华学习中国医学和传统文化、传播中医、服务当地健康事业，我校向教育部特别申请"中土中医学士学位项目"，为土库曼斯坦国家本科学生提供 20 个政府奖学金的名额资助。其实，当时项目获批是非常难得的事情，因为当时高校只能向研究生层次的外国留学生提供中国政府奖学金，本科层次的中国政府奖学金由我国驻外使领馆等其他途径提供。对此，基金委大力支持，特事特办，给我校批复了 20 个名额专门用于招收土库曼斯坦的本科学生。该项目在 2015 年底获批，于 2016 年秋季招收了第一批优秀土国高中毕业生来华学习中医，北中医算是开创了国内招收"一带一路"本科层次留学生奖学金项目先河。第二年，基金委据此及时推出政策，专门设立了"丝绸之路"中国政府奖学金项目，允许高校招收"一带一路"国家不同学历层次的奖学金学生，这样更加符合"一带一路"国家学生培养的需求。对此，北中医的首倡功不可没。

学生招生

项目获批，关键是落地。为了保障学生能按时入学，该项目招生工作几乎每年都是在暑假期间完成。由于涉及程序复杂和部门众多，土国卫生部、教育部、驻华大使馆、国立医科大学等，还有我国的教育部、国家留学基金委、我校国际学院都涉及其中。对于我们来说暑期加班加点是常事，互相督促是常态。但在大家共同努力下，该项目从我国教育部、基金委立项；土国全国招生宣传、学生报名选拔到我校审核、录取；基金委批复直到学生收到录取通知书，所有环节都在一个月左右的时间完成。每当我将那一叠沉甸甸的录取材料交到土国驻华使馆人员手中时，我才能大大地舒一口气。而我每一年都会去机场接土库曼斯坦的同学们，然后直接把他们送到北京语言大学学习汉语，尤其记得接第一批学生的时候，在当年 8 月底，我校就收到土库曼斯坦驻华使馆发的照会，告知原定于 9 月 5 日抵京的学生，因为要参加土库曼斯坦国内一个重要的活动，将在 9 月 17 日乘专机来华，预计 18 日凌晨 1 点左右抵京。当天晚上，初秋的北京难得下起了小雨，湿漉漉的空气异常清新。我撑着伞到学校接上我校土库曼斯坦本科学生泽博和我一起去机场接机。一路上，我都在想着见到同学们第一句话要说什么？怎么跟他们介绍我们的国家还有我们的首都？怎么向他们介绍我们的大学还有他们即将学习的专业……我还向泽博请教如何用土库曼语说"你们好，欢迎来北京中医药大学学习"，希望能在见到同学们的时候派上用场。抵达机场后，我们守在出站口，看着一批一批的外国乘客推着行李走出来，原定抵达的时间已经过去一个多小时了，我们的同学一直没有出来。由于同学们的航班不是一趟固定航班，在机场的显示屏也查不到抵达消息，我和泽博只能一直守在出站口。快凌晨三点的时候，我接到了土库曼斯坦驻华使馆教育项目官员伊斯干达先生的电话，告诉我同学们乘坐的飞机已经落地了，他们正在取行李，他也在机场等待这架飞机上下来的所有来自土库曼斯坦的学生。电话挂断没多久，就看到穿着土库曼斯坦传统服装的同学们推着大大的行李车，陆续走出来。男孩子都穿着黑色西装，带着小毡帽，女孩子穿着艳丽的长裙，扎着两个小辫，带着兴奋、好奇和羞涩的眼神跟我打招呼。在伊斯干达和泽博的帮助下，我们的同学很快就集合在一起，登上了开往北语的大巴。在车上，同学们都很安静，认真地听我向他们介绍将要面临的学习，当然，他们更感兴趣的是泽博学姐向他们介绍在北京的生活经验。等到所有同学在北语办完住宿手续以后，外面的天已经蒙蒙亮了，跟同学们一一说完再见，我跟泽博离开北语，在心中默默地祝福他们能够尽快地适应新的语言、学习和生活，第二年都能顺顺利利地来北中医学习。

学生培养

考虑该项目学生的情况，学校有针对性地设计了培养方案。第一年所有同学都要在北京语言大学预科学院接受汉语言预科教育。学生在预科教育期间，管理上独立成班，配备专门的俄语班主任统一管理；学习上在完成预科学习任务同时，增加了中医文化内容，提前感知中医。该项目也获得留学基金委和北语的大力支持，北语预科学院在接到这个项目之后，时任北语预科学院副院长的韩玉国教授，多次来到我校共同探讨该批学生的预科培养方案，争取在学生顺利完成预科学习的基础上，增强其对中医文化知识的了解。希望通过此项目的实施，为今后更多专门项目顺利开展打下基础。而该班同学不负众望，他们组织纪律性强，学习刻苦，很快就成为北语预科教育学院的示范班级，赢得了北语老师普遍赞誉。第二年，学生们进入我校进行专业学习，他们在我校被独立编班，统一管理；听课时与当年的留学生一起学习，以增进其与各国留学生之间的感情，增加其与不同国家学生的交流和沟通，了解其他国家中医药相关发展和政策，并从学生时期开始，扩大不同国家中医药从业者的联系和沟通。

影响扩大

通过这个项目，我校与土库曼斯坦驻华使馆的交流活动日益增多，开展了北中医与土库曼斯坦在京留学生的足球友谊赛，时任土库曼斯坦驻华大使鲁斯捷莫娃女士亲临现场观赛。该项目还在"一带一路"国家起到了辐射宣传作用。来自16所学校的150多名在京哈萨克斯坦留学生来我校参加了中医药体验活动，对中医药表现出浓厚的兴趣。近年来，哈萨克斯坦政府更是多次提出，希望也能在中国政府奖学金的资助下，选派该国优秀学生来华学习中医本科。而我校也向教育部申请增设"中哈中医学士学位项目"，资助20位优秀哈萨克斯坦学生到我校学习中医药，落实"丝绸之路"中医来华留学推进计划。

该项目目前在各方努力下进展顺利，已连续三年招收56名优秀土库曼斯坦高中毕业生来我校学习。作为项目的具体实施者和参加者，我们期待着首批土库曼斯坦中医本科项目的学生顺利毕业，回到土库曼斯坦用他们的所学服务于当地人民。

遥想2000多年前，中国的茶叶、丝绸、瓷器沿着古老的丝绸之路源源不断运往土库曼斯坦等中亚国家，而名贵的汗血宝马等特产也来到了华夏大地。今天，在"一带一路"倡议下，土库曼斯坦人民是我们的好伙伴，而中医药作为友好交往的新的文化名片，将为土库曼斯坦人民带去健康。

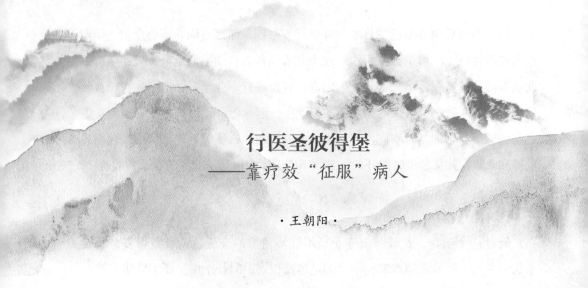

行医圣彼得堡
——靠疗效"征服"病人

· 王朝阳 ·

王朝阳 **男，北京中医药大学针灸学院教授，曾任圣彼得堡中医院院长。**

在国家"一带一路"及"中医走出去"倡议指导下，圣彼得堡中医中心于2014 年注册成立，在圣彼得堡水务集团和北京中医药大学的支持下，2016 年 7月揭牌并正式开业，我受学校委派，前往圣彼得堡中医院担任院长一职。

北京中医药大学圣彼得堡中医中心位于俄罗斯圣彼得堡市新纳尔夫大街3A、俄罗斯政府外事接待中心康斯坦丁宫对面，圣彼得堡中医中心是在中国教育部、卫生部、科技部、中医药管理局等相关部委领导的支持下，与俄圣彼得堡水务集团（欧洲第一大水务集团）合作建立的第一家由中方权威"医教研"机构主导，且获得两国政府认可和关注，具备医院资质和广泛影响力的海外中医院。

建立口碑和疗效，勇于"走出去"

医院成立半年以来接诊患者 3000 余人次，但是成立之初却一度面临无病可看的尴尬状况，是因为建院之时未曾在电视、广播、杂志上做宣传，于是我想到，要勇敢走出去，既然患者不来，我们可以出去找病人，用疗效的口碑说话。在医院另外两位医生的伴同下，我们来到了当地两家医院做义诊，免费为患者做治疗。在义诊的过程中，当地医院主要推荐一些患有疑难杂症的患者，很多患者收获了很好的疗效，例如一位 60 多岁的中风后遗症患者，腿脚活动不便，无法自主行走，我采用头针为其治疗，使患者恢复了自主行走的能力。由此有很多当地医院的西医大夫会为我们介绍一些病人，从此逐渐打开了局面。

医患关系无障碍，信任口碑双轨行

中医院给我们每个人配了一名俄语翻译，医院在这些俄语翻译上岗之前都对他们进行了中医理论的培训，对于一些中医特有的名词也有所了解，患者更关心医生是否能够解决他们的痛苦，所以总体上来说沟通还算比较顺畅。此外，在整个西方，包括俄罗斯，患者对医生的依从性高，医患之间的关系比较好，患者找医生看病，就会对医生特别信任，所以医患关系要好处理得多。

在医学界，很多西医大夫对中医都秉承着只要有疗效就可以接受的态度。圣彼得堡中医院有很多病人就是当地西医大夫介绍过来的，也有四五名西医医生在我们这里接受治疗。俄罗斯本土也有一些传统医学，也会用自己的传统草药，但没有理论体系，属于经验医学，同时当地人对中医还是有一定认识的，知道中医可以治疗一些疾病，所以推广中医的基础还是可以的。中医院的患者除了西医大夫推荐，还有些是病人之间互相传递信息介绍过来的，还有从莫斯科赶到圣彼得堡前来诊治的患者，甚至还有中亚诸国、德国的患者慕名而来。

摸清体质与差异，用药用针悉有度

结合以往的异国行医经验，我明显感觉到不同国家、不同民族的体质、性格、文化的巨大差异，会导致他们所患的常见病、多发病是不一样的，而且对针灸的敏感程度也是不一样的。所以我在第一次接诊当地的俄罗斯患者时，用药和针灸都非常谨慎，因为俄罗斯患者的体质与国内患者有较大的差异。比如说绝大多数西方人比中国人气血都要旺盛，我在这里对病人进行问诊的时候，会按照国内的习惯问患者怕不怕冷，但是我却发现这里的人对怕冷没有什么概念，俄罗斯人经常问我："大夫，怕冷是一种什么感觉？"而且这里的女性很少手脚凉，因寒证导致的痛经也都非常少。当地人的体质相对中国人来说偏于阳，属于阳气偏盛的类型。当地人对针灸的敏感度与国内也有区别，欧美人包括俄罗斯人在内，他们的毛发都要比东方人茂密得多，中医认为毛发是血之余，所以他们血气旺盛，而血气旺盛的人对针灸的敏感程度远远大于气血不足的人，针灸的效果也比气血不足的人好得多。《黄帝内经》里有一句话"气血阴阳俱不足，勿取以针，而调以甘药者是也"，说的就是这个道理。所以说，中国国内之所以选择中药治疗较多而针灸治疗较少，有可能是因为这个原因，但是欧美人的情况与国内相反，针灸治疗效果明显比国内要好，所以针灸也比较受欢迎。

中医疗效得认可，病种病例渐丰富

我们建院后半年时间里诊治的患者各种疾病都有，比国内针灸科所碰到的病人要复杂难治得多，因为当地患者认为西医解决不了的问题，无论是什么情况，都可以来找中医尝试治疗，所以这里的疾病种类和国内针灸科某几种优势疾病占绝大多数的情况是完全不一样的。我们接诊的患者中至少 2/3 都是当地西医院看不好或者治疗效果不好的疾病，比如变异性皮炎、癌症放化疗导致的免疫力下降、IgA 肾病、肾炎、甲亢、甲减、桥本病、不孕不育症等，病种范围比国内扩大了很多，甚至还有切尔诺贝利核电站泄露辐射导致的皮肤病。当地的常见病，也有一些和国内不一样的地方，比如当地的脑瘫发病率较高，尤其妇女在生产过程中胎儿缺氧造成的脑瘫在这里特别常见，数量要比国内高很多倍。另外很多俄罗斯人性格容易紧张，也很感性，这点从俄罗斯灿烂的艺术成就可见一斑，但是敏感而冲动的性格容易让人罹患肝胆疾病，我们接诊的患者中有 1/3 都伴有不同程度的焦虑抑郁，而且很多患者胆囊功能都有异常。一般来说，对于脑瘫患者，针灸尤其是头针有一定的效果，但是这种病毕竟是出生就有的脑部不可逆损伤，所以说只能帮助病人恢复一部分功能。但是针灸对焦虑抑郁的治疗的确非常有特色，目前为止。我们已经单纯用针灸治疗了 30 多例以焦虑抑郁为主症的患者，有效率在 90% 以上，针灸治疗焦虑抑郁可以作为一个突破口在西方推广。

很多西方国家现在因为法律的原因不能将草药当作药材进口，而是只能以保健品的名义进口，所以医生在用中药的时候就有一定的风险，这导致在很多国家和地区推广中医时都是针灸先行的。在国外只能用针灸治疗的情况下，很多疾病的治疗效果也都非常好，这也让人意识到国内对针灸治疗的范围限制得太多，我们国内认为针灸就是治疗颈肩腰腿痛、中风、面瘫等疾病，很多急性病、慢性病的调理都不用针灸，而首选中药。

在中医院行医的日子里，很多病例让我印象深刻：有一位甲状腺功能异常的患者，跟着他的夫人来中医院看病。该患者在西医院确诊为甲亢，之前一直是用西医的方法治疗，但是病情控制得比较差，T_3、T_4（三碘甲状腺原氨酸和四碘甲状腺原氨酸，是鉴别有无甲状腺功能疾病的重要依据）以及相应的甲状腺抗体指标非常高，是正常人的 5～6 倍。来中医院后，我们给他针灸治疗了 6 次。他再去医院检查时 T_3 就已经正常了，T_4 也只比正常值高一点点，患者之前明显的手抖、潮热、汗出、心慌等症状针刺后也完全消失了。还有一位今年已经 80 岁的老奶奶，二战时期德国围困了圣彼得堡达 900 天，在那场人类历史上最长的围城战中她失去了父母，成了战争孤儿。儿童时代的创伤导致这位老奶奶有很严重的焦虑抑郁，她经常失眠，还有消化系统功能紊乱等症状。这种状况已经持续几十年了，经过我们 8 次治疗以后，现在老奶奶各方面都改善得非常好。所以有时针灸的效果真是不可思议，像这种儿童时期的创伤，经过 8～10 次的针灸就能有很好的效果。有一位自闭症伴有小儿麻痹的儿童每天凌晨 2 点钟起来哭闹，已经 5 岁了都不会说话，经过针灸治疗 1 个月后，不但凌晨哭闹的情况没有了，还开始开口说话了。我们日常在做推介的时候去了俄罗斯西北部最大的康复医院，当时有些人对中医不是很信任，推荐了一位非常不好治的脑瘫小女孩，一般脑瘫治疗到 7 岁就不再治疗了，因为即使治疗，效果也不好，于是我采用针灸的方法尝试改善症状，就给小孩子扎了针，之前家人医生扶着进去的小女孩，扎了头针之后就可以留针尝试走路了，晚上院长打电话过来说：小孩子竟然在跑！

海外中医之路，任重而道远

我认为海外推广中医对中医未来的发展有一定的借鉴作用，例如通过海外行医可以深入地探索针灸的适用范围，其实针灸的适用范围并不限于中国向世界卫生组织推荐的 30 多个病种，更不是只有国内针灸科经常治疗的那几种。《黄帝内经》作为最古老的中医典籍之一，书里用药是很少的，方剂只有 13 个，大部分的疾病都是用针灸治疗的，那为什么现在大多数疾病都是首选用中药而不选择针灸治疗呢？这些也可以从海外推广中医的过程中探索答案。

此外，针灸推广到任何地方，面对不同的大洲、不同的人群、不同的人种，一定要摸清他们的体质，不能完全按照国内的方法治病，要下功夫钻研，要通过半年到一年的筛选，对当地人的常见病做深入的研究，开展针对性的工作，有的放矢。最后可以配合一些文化上的宣传，比如介绍我们中医的一些理念、养生的方法等，患者能够自觉地进行调养，从长期来看，对疾病的治疗效果也会更好。

中医是产生于中国本土的优秀文化产物，但是其所研究和揭示的规律是全人类的，而不是独属于某一个国家，中医走向世界是一种必然，为世界各国人民带来健康是推广中医的方式。虽然在推广的过程中由于立法的问题可能不会一帆风顺，但是这种趋势是不可逆转的。

从中医药走向世界的先行者到"一带一路"倡议中医药发展的践行者
——北京中医药大学德国魁茨汀医院与中国—德国中医药中心发展纪实

· 戴京璋 ·

戴京璋　男，1962 年 4 月出生。教授、主任医师。

北京中医药大学东直门医院，现外派北京中医药大学德国魁茨汀医院工作，任中方院长。

1985 年毕业于北京中医学院中医系，获医学学士学位；1985—1988 年师从国医大师吕仁和教授学习，获医学硕士学位。

1988 年 7 月起在北京中医药大学东直门医院内科工作，2002 年 6 月至今外派至北京中医药大学德国魁茨汀医院工作，任中方院长。

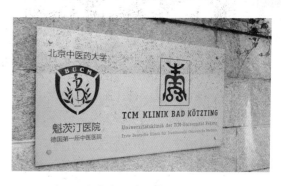

◎　北京中医药大学魁茨汀医院

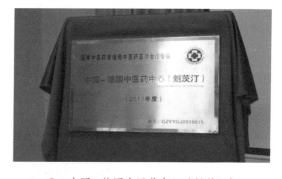

◎　中国 - 德国中医药中心（魁茨汀）

在德国著名都市慕尼黑东北方向二百公里的巴伐利亚山林中，坐落着

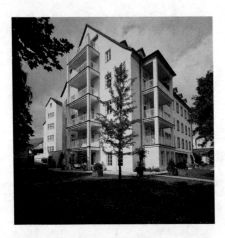

◎　北京中医药大学魁茨汀医院外观

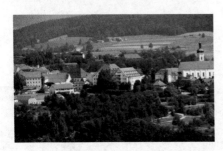

◎　魁茨汀市全景

一个名叫巴德魁茨汀的小城，四周青山环绕，翠树林立。城中一座黄墙红瓦建筑的临街大门外蹲立着两尊石狮，威武雄壮，与众不同，常常引得路人驻足。"北京中医药大学魁茨汀医院，德国第一所中医医院"的标牌格外醒目；镌刻在大门上的篆文"寿"字体现着厚重的中国传统文化，表达着中医药疗疾康复的作用与健康养生的理念。进入大门，针灸铜人矗立在旁，中国字画挂在走廊两侧。

"中国—德国中医药中心（魁茨汀）"的铜牌闪闪发光，标志着北京中医药大学德国魁茨汀医院从中医药走向世界的先行者成为"一带一路"倡议中医药发展的践行者。2002年6月受大学和医院委派，我来到魁茨汀医院工作，有幸亲身经历了这一历史性发展历程。

中医药走向世界的先行者

20世纪80年代末，患有严重心脏疾患的老施道丁尔先生来到中国经商，在北京亲身感受了中医药的神奇疗效后，产生了将中医药引入德国，造福民众健康的意愿。北京中医药大学（当时的"北京中医学院"）及东直门医院的前辈这些"北中医人"在中国大地改革开放初期，以极大的勇气和魄力，克服了德国医疗政策壁垒、西医偏见等重重困难和阻力，经过不懈努力，终于获得巴伐利亚州政府批准，与其合作在西方国家建立起第一家中医院，实现了当时历史条件下中医药走向世界的飞跃，成为中医药"走向世界"的先行者，也使得德国人民能受益于中医药医疗服务。

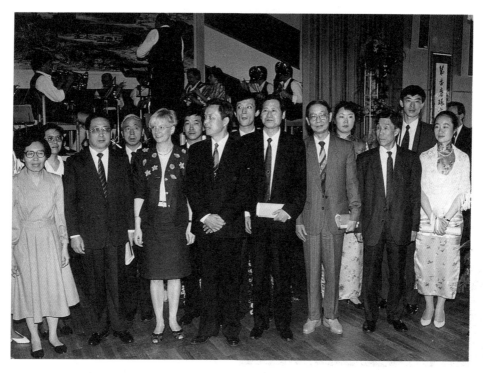

◎ 1991 年 3 月 18 日魁茨汀医院开院典礼。时任德国卫生部长哈斯费尔德女士、国家中医药管理局诸国本副局长、中国驻德国大使梅兆荣及中国代表团出席

2010 年医院挂牌成为北京中医大学德国魁茨汀医院。1991 年 3 月 18 日开业至今仍然是欧洲地区唯一一所保险公司付费、收治住院病人的中医院。

建院之初的十年，以廖家桢教授为首的前辈老师们把中医医疗服务作为工作重点，根据疼痛性疾病为多（当时约占 70%）的情况，积极探索，疗效显著，为医院的稳固和发展付出了大量心血，赢得各界好评。

2002 年来到医院后，面临着如何使医院持续、高效发展的课题？此后十年，主要着力开展两方面工作。

一是继续发挥中医药优势，确保良好医疗服务质量。临床疗效是中医药的生命力；也是几千年来存在和发展的根本。优质、高效的服务及良好的医疗质量是取信于患者及社会各界人士的关键所在，这既是魁茨汀医院生存和发展的根基，也是促进中医药更深入和广泛传播的基础与保证。除了经济危机严重时期以外，医院病床使用率一直在95%以上，平均住院时间为25天，中药使用率为100%。2005年门诊正式建成开业。临床上，克服了药物品种短缺、病人病情复杂等困难，使得住院病人临床主症缓解率达23%，显效率28.8%，总有效率75.8%。疗效的保证，需求的增加，使得门诊量也较之前增加了5倍。

二是适应需求，扩展医疗服务和合作领域。教学、科研是促进中医药全面发展的需要，对促进医院临床水平的提高也有着重要意义。对医院内德国医生的中医药理论与实践的培训，使得他们能够更好地理解和配合中国医生的工作。医院还不定期举办中医药讲座与培训班以培养中医药人才和求得逐步实现中医人才的本地化。科研的重点在于证实中医药治疗的安全性、有效性，为临床治疗作佐证，同时促进中医理论的丰富和疗效的提高。

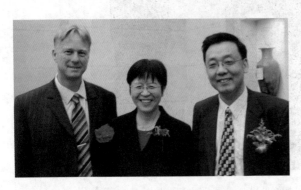

◎ 1991年3月18日魁茨汀医院开院典礼。时任德国卫生部长哈斯费尔德女士、国家中医药管理局诸国本副局长、中国驻德国大使梅兆荣及中国代表团出席

2008年魁茨汀医院获得世界中医药学会联合会颁发的"中医药国际贡献奖"。

随着社会的发展及长期患有躯体病症等因素，导致患有心理精神疾病的人群逐渐增多。基于医院长期良好的治疗效果，2010年医院成为心理精神疾病治疗中心，扩大了中医药服务范围。同时医院收治疾病的种类也不断扩展，慢性阻塞性肺疾病（COPD）、溃疡性结肠炎、多发硬化等呼吸、消化、神经等系统的疑难杂症不断增加，使我们不断面临新的挑战。经过努力，我们始终保持了70%以上的有效率，获得病人、西医医生及医疗管理部门等的好评。

2011年7月医院20周年院庆之际，与世界中医药学会联合会合作成功举办"第一届中欧中医药论坛"，代表来自中国、德国、澳大利亚及欧洲等10个国家和地区。至今共举办5届"中欧中医药合作与发展论坛"，努力使之成为常态化、有国际影响力的中医药合作与交流平台。

2012年后的工作则致力于深化合作，全面发展。慕尼黑工业大学自然疗法中心自建院伊始就与魁茨汀医院合作开展中医药科学研究工作。截至 2018 年底，慕尼黑工业大学自然疗法研究中心的同事们共在专业杂志和书籍上发表了 90 余篇有关针灸和传统中医研究的文章，魁茨汀医院的中国同事参加了其中的一些研究。其中 40 余篇为原创论文，多篇文献可见于 PubMed 数据库，原创作品影响因子达 85.0。在德中科技中心资助下，双方分别在北京和慕尼黑举办了 3 次"中德代谢综合征防治研讨会"。

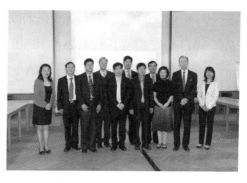

◎　徐安龙校长率团访问慕尼黑工业大学和迪根道夫技术应用大学并于两校签署合作协议

2012 年中国卫生部副部长、国家中医药管理局局长王国强率团访问魁茨汀医院，并到访慕尼黑工业大学医院和巴州卫生部等。同时与巴州卫生部部长共同签署"中医药领域合作备忘录"。

2013 年徐安龙校长率团视察医院工作，访问慕尼黑工业大学和迪根道夫科技应用大学，并与两所学校签订共同合作开展中医教

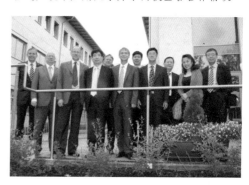

◎　徐安龙校长率团访问慕尼黑工业大学和迪根道夫技术应用大学并于两校签署合作协议

育与重大疾病防治、中药标准化等方面的研究的协议。首批北京中医药大学学生已来德完成学习和交流。德国留学生也已在医院完成毕业实习。这些为医院成为大学在欧洲的临床实习基地奠定了良好基础。

"一带一路"倡议中医药发展的践行者

习近平主席在给中国中医科学院成立 60 周年贺信中指出，"中医药振兴发展迎来天时、地利、人和的大好时机"；多次强调，要推动中医药走向世界，促进中西医结合及中医药在海外的发展。在同德国总理默克尔会谈时也指出要将中医药合作作为双方重点合作领域。德国政府支持中国政府开展"一带一路"建设的倡议。党的十九大做出了"坚持中西医并重，传承发展中医药

事业"的重要部署。《中医药发展战略规划纲要（2016—2030）》《中国中医药白皮书》《中医药发展"十三五"规划》等文件的发布标志着中医药事业发展上升为国家战略。《关于实施中华优秀文化发展工程的意见》《中医药"一带一路"发展规划（2016—2020）》是实现国家"一带一路"倡议的重要政策指引。贯彻党的十九大对中医药工作提出的任务与要求，在中医药进入全面振兴发展的新时期，为彰显中华文化软实力，为谱写中医药海外发展新篇章，为全球人民的健康福祉，开拓前行，是党、国家、历史和人民赋予中医人的重任，为把北京中医药大学德国魁茨汀医院建设成为中国—德国中医药中心提供了有力的政策保障。国家中医药管理局与巴伐利亚州卫生部关于中医药领域的合作备忘录及北京中医药大学与慕尼黑工业大学、迪根道夫大学签署的开展中医药研究、教育领域的合作协议及魁茨汀医院 26 年多的发展经验为中心建设与持续发展提供了条件支持。

近年来北京中医药大学国际交流与合作工作迅猛发展，俄罗斯、澳大利亚、美国中医中心项目相继建立，创立了集临床、教学、科研、文化传播及产业化为一体的合作实施模式。与日本、新加坡、德国、奥地利、西班牙等多个国家合作开展了中医学历教育、师资培训、科学研究等形式多样、意义重大、引领发展的中医药国际交流合作项目，促进了中医药事业在海外的广泛传播。

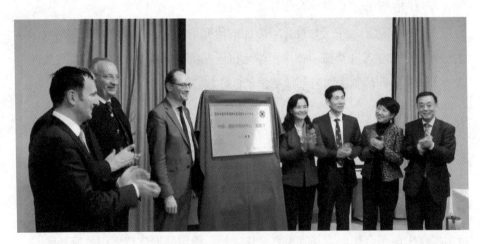

◎ 2018 年 12 月 8 日中国—德国中医药中心（魁茨汀）揭牌仪式。国家中医药管理局余艳红书记及代表团、巴伐利亚州议会健康委员会主席贝恩哈特·塞登纳特先生等出席

在大学和医院的领导下，德国魁茨汀医院于 2018 年成功申报"中国—德国中医药中心（魁茨汀）"项目，开创了医院发展的新纪元。

中心初步建设成果与展望

2018 年中心建设按任务书计划全面完成各项指标与考核目标。

全年收治病人达 908 例，疗效 70%；门诊 600 人次；制订纤维肌痛综合征（郁痹）、偏头痛（头风）的临床诊疗规范。

发表临床研究等方面学术论文 4 篇。编撰完成中德对照常用西医病名手册；完成中德对照中医院常用会话手册，修改译校中。小型中医博物馆（中药部分）及中国文化展示初步设立。

临床培训、带教当地中医人员 8 名。中医学德语翻译人才培训实习基地初步建成，完成实习带教 4 人，撰写了《从译者显身意识看中医德汉双向口译策略》《从图示理论看口译中影响意义识别的因素及应对策略——以中医口译实践为例》《中医舌诊的意义》等相关论文和总结。

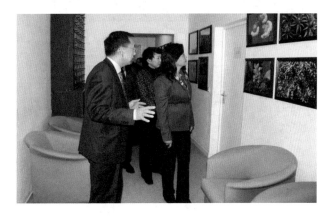

部分完成中医药培训教材和科普书籍的编译，开展中华文化系列讲座 16 次，组织专家咨询会及学术研讨会 4 次，德国专家学术讲座 3 人次。

◎ 余艳红书记及代表团视察医院并参观中心中国文化与中医药展廊

组织医院开放日等活动，向来自德国、捷克、奥地利等地的民众广泛宣传、推广中医药文化，体验中医针灸、推拿治疗，教授太极气功，使大批民众见证中医药的神奇效果！

作为主讲嘉宾应邀出席在法国巴黎联合国教科文组织、中国香港等地组织的学术会议，进行学术交流和经验介绍，为香港中医院的建立建言献策。接待韩国、中国香港等代表团的来访，交流国际合作经验。

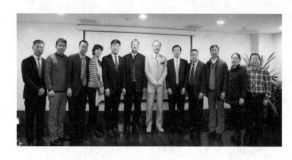

◎　中德专家参加讲座与研讨会合影 1

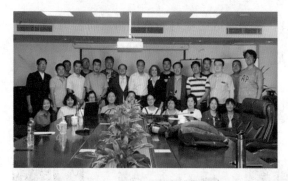

◎　中德专家讲座与研讨会合影 2

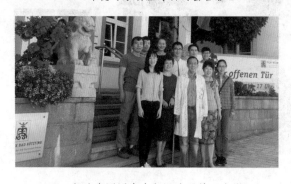

◎　部分中国同事参加医院开放日合影

中心高水平、高质量的中医药服务产生了广泛的社会影响与社会效益，为中心全面可持续发展奠定了基础。培训教材的编写，当地学习中医药人员的临床培训及中医德语翻译人才的培养为实现中医药人才本地化和推动中德双方中医药合作与交流的可持续发展具有极大意义。为今后中医临床培训基地及中医药德语实习培训基地建设提供了平台。中德对照中医科普著作等的编译及中华文化系列讲座等使中医药和中国文化知识的宣传普及和民众的更广泛接受成为可能。临床常见病种诊疗规范的制订、科研论文的发表及学术交流等，为中医药疗效的提高和开展合作研究提供了保证。

今后中心将加强临床研究、规范诊疗体系、促进中医医疗服务水平和临床疗效的巩固与提高，为将中心逐步建成规范化临床培训基地奠定基础。积极探讨、推进旅游医疗、远程医疗等项目的开展，搭建中医药医疗服务资源信息库。

加强对本地中医药人员及西医医生的中医临床培训，努力协调推进双方院校间合作，开展中医学历教育。继续合作开展中医药德语翻译人才的培养，探索和完善人才培训途径与方法。适时开展护士培训、学生暑期交流教学项目。

加强中医药和中国文化宣传力度和广度。丰富小型中医药及中国文化博物馆；通过中医治疗体验、中医及中国文化知识讲座等方式，图文结合，促进德国民众对中医药及中国文化的了解，增进双方文化交流与合作。

加强科研领域合作，开展"代谢综合征"等重大疾病的防治研究。针对常见病种制订诊断规范，促进中医医疗水平与疗效的提高。

中心建设将服务于国家"一带一路"倡议及中医药国际化发展战略；以大学医教研与文化传播一体化发展国际合作策略为方针；以优质、高效、全方位中医医疗服务与文化传播促进和提升民众健康为中心建设的宗旨。以中医药养生、保健、预防与治疗等系列化服务为主体；以中医药普及、教育、科研、标准化建设、中医德语人才培养和中国文化传播为建设内容。为促进中医药"一带一路"建设发展和海外传播，造福人类健康事业贡献力量。

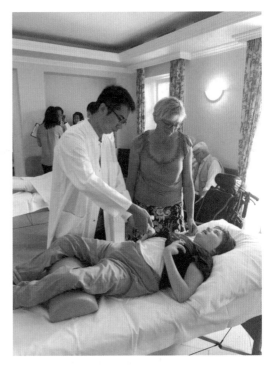

◎ 医院开放日诊疗体验

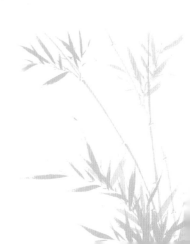

岁月这般静好

——记中国政府奖学金预科生项目筹备过程

·丁胜云·

丁胜云　女，北京中医药大学国际学院副院长。

　　下课铃响了，来自世界各地的孩子们，从我眼前愉快地飘过。我们大半年的艰苦努力，就是为了等到今天，等到今天看到孩子们无忧无虑地走进课堂，这将是他们即将开始的新生活的起点，这也将在北中医来华留学教育史上画上重重的一笔。一切如期而至，这种感觉真好。我心里默默地念着：开学了。

　　被领导通知和他去对外经济贸易大学开一个会。问是什么内容，领导含糊地跟我说，听会领任务。再接着问什么任务，就不说了。于是，我就懵懵懂懂地去开了会。于是，就和中国政府奖学金预科生项目，结了缘（为了表达简练，我下面把中国政府奖学金预科生项目就简称为"预科"）。领导口中的领任务就是领中国政府奖学金预科生项目。大家都听说过无知者无畏这句话，我从这个项目里深刻领会了其中的含义。领导举重若轻地对我说：你把这个项目负责起来。为什么用举重若轻这个词。因为在几天之后的培训会上，我从教育部留学基金委王胜刚秘书长的口中听到这样一句话：中国政府奖学金预科生项目，许多学校都认为是一块肥肉，但是这块儿肥肉并不容易吃到哟。这句话在接下来的日子里，被反复验证了。

　　从一开始对这个项目的懵懵懂懂，到听了几位老预科院校专家们的介绍，我才对这个项目有了一点肤浅的认识。但仅从这肤浅的认识里面，我已经隐约感觉到了，这活不好干。从4月中旬接到这个项目，到9月初接待第一批来学习的学生，屈指算来，留给我们的时间不过百天有余。自从参观了对外经济贸易大学预科生的教室、宿舍、活动室、办公室等硬件设施，听了预科部主任修美丽老师关于课程设置、教师考核、考试分析、情况统计、学生管理等软实力的介绍，我越发感到，时间的紧迫和任务完成的严峻性。我心里一直在打鼓，这么短的时间里，所有的事情都要从头开始，能完成吗？这时心中响起毛主席的一句话：世上无难事，只要肯登攀。习近平总书记号召全国人民撸起袖子加油干。现在，正是我们敢于担当，撸起袖子加油干的时候。学校领导站得高看得远。不计经济利益的得失，把使命和担当摆在前面，这个项目被学校定为"一把手"工程，由校长亲自负责。在经费预算过程中，财务处长亲自出马，几次为我们的预算出谋划策。人事处长在学校编制异常吃紧的情况下，给预科批了四个编制，在人员的配备上提供了保障。资产处长特事特办，学校库存的电脑优先保证预科的使用。教务处长也在教室资源非常紧缺的情况下，积极协调，按照预科教学的需要，配备了固定的教室。最难的就是学生宿舍了，正逢学校西区楼宇改造，原本可以接纳留学生的京港湾宾馆也不能住了。找遍整个校区，没有一个地方可以容纳下预科部拟接收的留学生。校领导的魄力和大智慧在这件事上得到了充分的展现。校长办公会临时决定，把拟改造的专家公寓改造成留学生宿舍，供预科学生使用。这个决定无疑给基建处的同志们增加了难度和工作量。原本已经压缩的改造日期，因为需要重新设计图纸、规划方案，势必又要缩短工期。最具挑战的工作，留给了后勤处。床、大衣柜、热水器、书桌，以及管理人员等，都需要通过招投标再设计方案，需要测算安装时间。需要考虑的事情太多了。而从宿舍交付，到学生入住，留给他们的时间，不足一个星期。后勤处的处长、副处长都亲自到现场指挥，看似不可能完成的工作最终按期完工。

　　开学了。看着孩子们愉快的身影从我眼前飘过，他们是真地不知道我的存在。也不知道，为了这一天，在他们背后有多少人默默辛苦地奉献。哪里有什么岁月静好，只是有人替你负重前行。作为中国政府奖学预科生项目，我是亲历者，也是参与者。我亲身感受了北中医人的效率，因为有了北中医人不畏艰难、奋勇拼搏的精神，才能把一个个不可能变成可能。把一个个梦想变为现实。我衷心地祝愿，北中医的明天会更好。

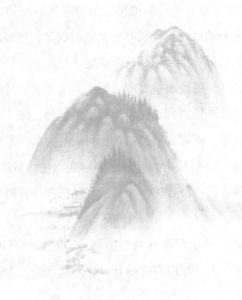

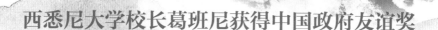

西悉尼大学校长葛班尼获得中国政府友谊奖

· 张丹英 ·

张丹英　女，北京中医药大学国家中医国际传播中心主任。

澳大利亚西悉尼大学和中医的结缘是在 20 年前。早在 20 年前西悉尼大学就设立了中医专业。

葛班尼教授是杰出的教育家，现任澳大利亚西悉尼大学校长。他是一个数学专业的教授，他不仅是中医的好朋友，更是中国的好朋友。把中国作为国际化最重要的目标，葛班尼教授致力于推动中医药在澳大利亚的发展，在中澳两国中医药事业的交流与合作方面做出了突出贡献。

2019 年度中国政府友谊奖颁奖仪式 9 月 30 日在人民大会堂举行，中共中央政治局委员、国务院副总理刘鹤向获奖外国专家颁奖，国务院总理李克强会见获奖外国专家，并表示热烈祝贺，充分肯定了他们为促进中国现代化建设、推动中外友好交往与互利合作所做的重要贡献。31 个国家的 100 位获奖专家中，西悉尼大学校长葛班尼教授由于在推动中医药国际化上的贡献而获奖。

中国政府友谊奖是为表彰在中国现代化建设中做出突出贡献的外国专家而设立的最高荣誉奖项，自 1991 年设立以来已有 1699 位外国专家获奖。葛班尼教授也是中国政府友谊奖成立 70 年以来，第一位因为对推广中医药具有特殊贡献而领奖的外国专家。

葛班尼教授自 2014 年 1 月起担任西悉尼大学校长。同年 11 月 17 日，在中澳自贸协定框架下，西悉尼大学与北京中医药大学联合成立了澳大利亚中医中心，国家主席习近平与澳大利亚总理阿博特共同见证了签字仪式。建立该中心，旨在发挥双方各自优势，强强联合，打造集中医医疗、保健、教育、科研、产业、文化为一体的综合平台，广泛开展交流与合作，探索中医药走向世界的新模式。这是第一次由两国国家元首见证的高校合作项目。也是我国传统文化中医药教育第一次和国外高校合作共同谋求发展，而创造的新里程碑项目。

在葛班尼教授看来，中医药文化的魅力是非常吸引人的。作为一位外籍人士，他对中国古代文化非常感兴趣，既神秘又神奇。西悉尼大学所在的悉尼西部地区，是澳大利亚国内最具文化多样性的地区之一，活跃着来自 170 种不同民族文化背景的社区。对于不同民族的包容性和融合性极高，所以在西悉尼大学很早就有了中医专业。他认为，拥有几千年历史的中医药，它的贡献和影响力并不局限于中国，而是影响了全世界。

葛班尼教授坚决支持在西悉尼大学开设中医专业，培养高水平中医药人才，使得西悉尼大学成为澳洲高等教育机构中开设中医本科、硕士、博士学位课程的为数不多的综合性大学。葛班尼介绍说，学生来源广泛，有的有中国背景，也有对中医感兴趣的澳大利亚人。师资来源有本地的和北京中医药大学派出的优秀教师，还有一些中国学者来教学交流。西悉尼大学除了与北京中医药大学紧密合作外，还与上海、南京、广州、福建等中医药大学合作。中澳双方互换学生，学生到中国实习，加深对中医的理解，提高临床技能，现在已有毕业生 200 多人。

中医在澳洲的接受度好，许多人愿意接受中医治疗，北京中医药大学派出的优秀医生，给当地人治病受到欢迎，也提高了当地中医药治疗水平。葛班尼教授说他喜欢中医药。他岳母颈肩部经常疼痛，不愿用西药，他介绍岳母到中医中心接受针灸治疗，效果非常好。他说，我们要对中医机理做更多的研究和推广，让世界更好地接受中医。

对于这次获奖，葛班尼教授表示："获奖是中国政府对西悉尼大学和我们合作伙伴的认可，感谢中国政府对我们中医药国际化工作的鼓励。"他强调西悉尼大学与北京中医药大学合作 5 年来取得的成绩，是许多人共同努力的，他是代表许多做贡献的人领奖的。正是这些默默努力的、致力于中医药文化国际化发展、拥有国际视野的人们，才能使现在中医药国际化的格局渐渐地发展起来，开创了新局面。

中医药是中国的优秀传统文化，它的国际传播需要像葛班尼校长这样身在国外、热爱和支持中国文化和中医药事业的国际友人的支持。虽然他们没有像其他外国专家一样来中国工作，但他们在自己的国家为中医药事业在海外的发展、为传播中国好声音做出了自己的重要贡献。

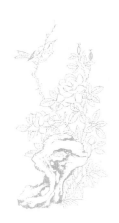

国际合作平台的建设推动了国际合作进入新阶段

·科技处·

我校长期开展国际合作的科学研究，经过10余年的不断发展，采取"引进来"与"走出去"相结合模式，先后与美国、日本、加拿大、澳大利亚、德国、巴西等国的多所大学和研究机构开展了科技合作，引进了国外先进技术和方法，建立了中医药国际合作的示范性平台。我校在"十一五""十二五""十三五"期间先后获得3个科技部国家国际科技合作基地的认定，6个北京市国际科技合作基地的认定。

国际合作基地的建设，将更为有效地发挥国际科技合作在扩大科技开放与合作中的促进和推动作用，提升我校国际科技合作的质量和水平，发展"项目—人才—基地"相结合的国际科技合作模式。国家级国际合作基地的认定，标志着我校一个全方位、多层次、广领域的国际科技合作局面已初步形成。国际科技合作工作实现了从单纯的学术交流转变为实质性的共同研发，为我校科研工作者参与世界科学前沿研究，在互利互惠的平台上及时分享世界先进科研成果提供了机会，也提高了中医药对世界科技发展的贡献。

中医药防治重大疾病国际合作研究基地，为科技部2009年认定的第四批"国际科技合作基地"，以中医药防治重大疾病的优势病种为切入点，主要开展中医药防治心脑血管疾病、糖尿病、肿瘤、心身疾病、疼痛等优势病种的基础、临床和创新中药研发合作研究，探索中医药防治重大疾病的作用机制、物质基础，科学评价中医药的临床疗效，促进中医药继承与创新，加快创新中药的研发，推动中医药的国际推广与临床应用。基地承担国际科技合作项目10

余项，发表高水平科研论文 300 余篇，SCI 收录 50 余篇。获省部级以上奖励 10 余项，其中国家级二等奖 4 项。

中医药防治糖尿病国际联合研究中心，2015 年被科技部认定为"国家级中医药防治糖尿病国际联合研究中心"。经过 15 年的发展，先后与美国哈佛大学、日本武库川女子大学、加拿大 McMaster 大学、南非西开普敦大学、南非医学研究理事会开展了科技合作，引进国外先进技术和方法，建立了中医药干预胰岛素抵抗研究技术平台，解决了中医药防治糖尿病及其并发症的关键问题，促进了创新中药研发。中心建设以来，先后承担国家级和省部级科研项目 30 余项，其中国际科技合作计划项目 5 项，发表学术论文 200 余篇，出版著作 20 部。获国家科技进步二等奖 2 项，省部级一等奖 2 项、二等奖 6 项、优秀项目奖 1 项；获 10 余项国家专利。

中医药防治疑难病国际合作研究基地，依托北京中医药大学中医药学科与人才优势，针对疑难疾病已形成高通量测序技术运用于疑难病系统生物学研究、中医药防治代谢性疾病（糖尿病及并发症）研究、中西医结合针药治疗脑神经病变研究、恶性肿瘤的绿色治疗理念和中医"护场"研究、中医生命科学观指导下身心疾病治疗（焦虑症、抑郁症、自闭症等）、循证中医药疗效及安全性评价六大研究领域的国际科技合作。先后承担国家级课题 18 项，国际科技合作项目 6 项，发表论文 573 篇，其中 SCI 论文 122 篇，获国家专利 34 项。获国家级奖 6 项、省部级奖 5 项，社会力量社奖 9 项。

2014 年我校 6 个北京市国际科技合作基地，被北京市科学技术委员会认定为第三批北京国际合作基地。在北京市科委的支持下，通过 5 年的建设，基地以国际化视野、借助全球资源，不断开展国际化创新研究，逐步提升再创新能力。

中医药防治糖尿病北京市国际科技合作基地，先后与多地知名大学及医学研究理事会开展了科技合作，开展糖尿病中医病机与证候研究、医药干预糖尿病作用途径和机制研究、中医药防治糖尿病有效方剂及活性成分筛选与创新中药研究。基地建设以来，引进国际一流大学知名专家和优秀人才参与团队研究，先后派遣专家和研究生 30 多人次访问、讲学、联合研究，并在美国、日本、加拿大建立了联合培养博士生基地。

中医药防治免疫性疾病北京市国际科技合作基地，旨在运用现代分子生物学和系统生物学研究手段探讨中医药治疗免疫性疾病的机理，特别是结合中医学对机体的调整理论，探究免疫疾病与中医体质的关系，研究有效方剂的免疫调节靶标，发掘中医药治疗免疫性疾病的经验，建立免疫性疾病有效中药筛选平台，进行脾虚证的系统生物学研究，从现代免疫学角度探讨中医学理论的科学内涵。

神经变性病中医药防治北京市国际科技合作基地，以神经变性病的中医药防治研究为主要研究方向，通过与多国知名大学及神经科学研究中心等的合作研究，将阿尔茨海默病（AD）、帕金森病（PD）的中医证候诊断、评价与国际最新的临床诊断、疗效评价相结合，形成适用于 AD、PD 临床诊疗及中药新药研发的应用平台，对提升我国神经变性病领域的诊疗服务水平和中药新药研发具有重要示范作用。

中西医结合肿瘤北京市国际科技合作基地，依托东方医院肿瘤中心建设，通过项目—基地—人才建设模式，多平台联合共建模式实现建设和管理，建设成为以北京为中心，联合国际，具有国际知名度、在国内外具有一定学术地位与影响力的中西医国际肿瘤诊断、治疗研究中心；探索安全、疗效确切和符合当代治疗理念和社会需求的中医肿瘤绿色医疗模式；通过临床人才、技术人才、科研人才交流等形式培养人才，成为高层次中西医结合肿瘤研究人才培养基地。

基于老年痴呆防治的中医药慢病研究中心国际科技合作基地，针对痴呆、认知障碍相关防治机制方面，运用其在脑病诊疗及预防方面的成功经验及突破性成果，结合中医药理论、方药，将我方的资源优势与外方核心技术的有机嫁接，解决了制约我国痴呆早期预警、早期诊断和治疗的关键瓶颈技术问题。

肝病动物模型与新药研发北京市国际科技合作基地，致力于利用先进的临床前动物模型 Afp-Knockin 小鼠模型，建立抗肝癌药物筛选评估系统和药物肝毒性评估系统，在此基础上，改良以喜树为君药的抗肝癌中药复方，最终获得高效低毒的抗肝癌中药复方，以达到抗肝癌药物减毒增效的目的。

大国当载重任　中医不辱使命

—— 北京中医药大学终身教授、国医大师、中国工程院院士王琦"2016 一带一路与联合国可持续发展目标高峰论坛"上作重要演讲并宣读中医长城宣言

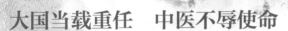

·王琦·

王琦　男，教授，现任北京中医药大学博士生导师、中央保健委员会会诊专家，国际欧亚科学院院士，中国工程院院士，国家中医药管理局体质辨识重点研究室主任，是享受国务院特殊津贴的有突出贡献专家，国家人事部、卫生部、中医药管理局遴选的全国第二、三批五百名著名老中医之一。全国优秀科技工作者，何梁何利奖获得者，多次应邀赴亚、欧、美洲等国家、地区讲学。中央电视台、《人民日报》、新华社等海内外 50 多家新闻媒体对其做了报道。

2016 年 8 月 24 日 "2016'一带一路'与联合国可持续发展目标高峰论坛" 在美国纽约联合国总部隆重召开。论坛由联合国发展计划署（UNDP）、联合国经济与社会理事会（ECOSOC）、联合国教科文组织（UNESCO）、世界发展基金会（WDF）、中国长城学会（CGWS）等五家机构联合主办。各国嘉宾、多国驻联合国代表团等 500 余位海内外嘉宾出席论坛。中医流派国际发展论坛是大会的重要组成部分。北京中医药大学终身教授、国医大师、中国工程院院士王琦在论坛开幕式上做题为 "在时空网络下中医药一带一路的三个节点" 的重要演讲，受到大会的一致好评。论坛的闭幕式上，王琦教授还代表中国中医界

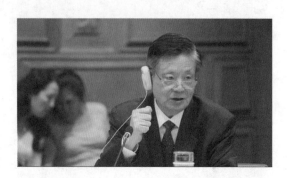

◎　王琦教授在"2016'一带一路'与联合国可持续发展目标高峰论坛"开幕式上发表题为"在时空网络下中医药一带一路的三个节点"的演讲

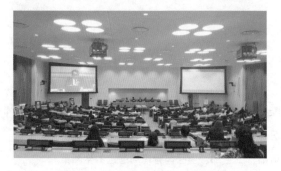

◎　"2016'一带一路'与联合国可持续发展目标高峰论坛"大会开幕式现场

向全世界宣读了《2016中医长城宣言》，郑重地宣誓：中医影响世界，健康成就未来！

"在时空网络下中医药一带一路的三个节点"主题演讲上，王琦教授说："要以'一带一路'为契机，'因国制宜'，建立跨区域的时空网络，建立多国中医药交流合作平台。建立多维度、多渠道、多层次的合作机制。各国政府和国际组织不断建立和完善国际规范标准，形成稳定持久的合作态势。根据沿线各国对中医药服务的需求有的放矢，提升中医药国际合作的话语权，形成国际价值链，推动中医药走向世界。"

王琦教授从交流、合作、服务三个层面深入探讨了中医药在"一带一路"框架下的互联互通，明确了中医药在国际交流合作中迎来的重大历史机遇，探讨了中医药国际合作的新形势、新动向。他表示，中医药国际交流要建立在平等、互惠、共享的基础上，通过办医、科研、教育、文化、生态、草药、医疗器械、国际会议、商贸展览等形式，建立跨区域的合作框架，形成国际间的合作模式，充分调动海内外民间团体、企业金融、科研教学机构的积极性，实现资源互补，各级政府和国际组织积极参与，建立和完善国际规

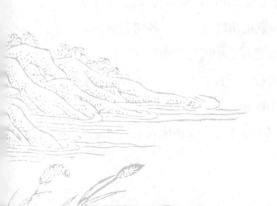

范标准，使沿线各国共赢共利。他表示，面对新形势、新机遇，要把中医药国际交流与合作放在"时空网络"中去，要"因国制宜"，服务上从各国的不同需求出发，筛选优势病种、优势环节，彰显自身优势，形成经济增长点。

王琦教授的重要演讲，向世界畅谈中医药国际交流与合作的宏伟蓝图，为落实"一带一路"倡议和促进中医药国际合作转型、提升中医药国际合作话语权，形成国际价值链等论述，是对学习习近平总书记"推动中医药走向世界"

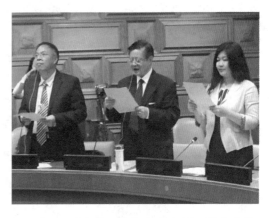

◎ "2016'一带一路'与联合国可持续发展目标高峰论坛"大会闭幕式上，王琦教授代表中医界，与其他行业代表一起，共同宣读了《2016中医长城宣言》

重要指示精神的深刻解读，为中医药实施海外战略、服务"一带一路"提出了思路和方法。

在大会闭幕式上，王琦教授代表中国中医界宣读了《2016中医长城宣言》。他在联合国舞台上与世界对话，让各国人民领略到中医文化的博大精深，倾听中国中医走向世界的脚步声，表达了中医愿为世界人民健康保驾护航的情怀，以及"中医影响世界，健康成就未来"的理念。在未来世界健康领域的全新格局里，大国当载重任，中医不辱使命。

从2013年起，北京中医药大学就逐步酝酿并开始实施中医药国际传播的行动，"一带一路"倡议推出后，其进一步明确了自身发展目标和国际传播战略。为此，北京中医药大学在海外搭建集中医药教育、医疗、研究、文化交流功能为一体的传播平台，它们成为中医药在海外各国、各地发展的"桥头堡"。截至2019年年底，北京中医药大学已与31多个国家和地区的118所高校和研究机构在教育、医疗、科研等领域展开多层次合作。此次北京中医药大学王琦教授在联合国演讲，再一次表达了北京中医药大学致力于中医药国际传播的决心和信心，我校中医药的国际化进程将迈上新的台阶！

时代的思考 ▶▶▶

The thinking of the times

中医药学『是中国古代科学的瑰宝，也是打开中华文明宝库的钥匙』。面对新时代给中医药事业发展带来新的机遇，赋予中医药事业发展的新使命，北京中医药大学的国际化工作，开拓创新，形成新思考和新蓝图，知行合一，指导践行新的实践，致力于服务中医药创新拔尖人才培养、服务中华民族的伟大复兴、服务人类命运共同体的构建。

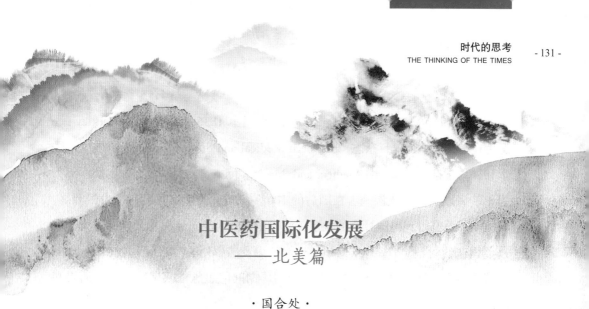

中医药国际化发展
——北美篇

·国合处·

前言

随着中国综合国力不断提升，中医药作为中国传统文化的优秀代表，已成为中国文化走出去的先行者。在中国政府中医药发展战略中，中医药国际化被确立为中医药事业发展的基本目标之一。纵观当今国际大环境，中医药能否成功走出去，杏林一脉能否横决而出，流入天下滔滔江水之中，真正实现国际化，很大程度上取决于走出去的策略和走出去的路径。北美地区作为现代医学发展的前沿核心区，中医药能否在北美地区开花结果，显然已成为中医药国际化的风向标。

北京中医药大学积极主动，依据"世界一流中医药大学"建设总体目标和学校国际化发展的总体要求，凝练中医药国际传播理念，本着"医疗开道、文化先行、科技接轨、教育支撑、民心相通"的基本思路，不断探索中医药国际传播路径，创新性提出"中医中心"传播模式，在北美地区的发展取得显著成效。

历史

纵观中医药进入北美地区近 200 年的历史，早在 19 世纪初，美国相关医学杂志就有关于针灸的报道。1825 年，美国医生 Franklin Baché 翻译了一本法文医学书籍，其中有关于针灸的内容。其后 Franklin Baché 通过试验提出"针灸是目前最有效的止痛技术"，并发表在 1826 年北美医学和外科学杂志（The

North American Medical and Surgical Journal）上。1836 年，William Markley Lee 医生在南方医学与外科杂志（Southern Medical and Surgical Journal）、波士顿医学和外科学杂志（Boston Medical and Surgical Journal）上发表文章，推荐针灸用于镇痛以及治疗风湿病。在随后的 100 多年里，类似文章时有发表，但是，中医药并没有得到美国社会的太多关注。中医药真正进入美国公众的视野，缘自美国纽约时报（The New York Times）记者詹姆斯·赖思顿（James Reston）的特殊经历。1971 年他对中国进行访问，期间因患急性阑尾炎在北京的协和医院接受手术，术后腹部不适，医生对他进行针灸治疗，疗效显著。期间恰逢时任美国国务卿基辛格博士访华，詹姆斯·赖思顿将自己在北京接受针灸治疗的经历以及基辛格博士访华等写成报道 "Now, About My Operation in Peking"，发表于 1971 年 7 月 26 日纽约时报，正是这篇报道使中医药真正进入美国公众视野。

1972 年，随着美国总统尼克松访华以及针刺麻醉手术的影像资料在美国公开播放，中医药在美国掀起了一股热潮。1973 年，美国麻醉学科之父 John J.Bonica 教授带领首个医学代表团访华，走访了中国 7 个城市 18 家医院，实地观看了 28 台手术，采访了 50 名医生。他把在中国的考察进行总结整理，并以 "中国的针灸麻醉——对美国医学的启示" 为题，发表在 1974 年 9 月 2 日的 JAMA 杂志（Acupuncture Anesthesia in the People's Republic of China—Implications for American Medicine）。此后，针灸以及其他中医药疗法受到美国主流社会越来越多的关注。美国境内各类中医药机构陆续成立，其中成立于 1982 年的针灸与东方医学大学理事会（CCAOM）、针灸与东方医学认证委员会（ACAOM）成为该领域代表。美国境内中医药人才培养也快速发展，到目前已有 60 多所中医药教育机构得到行业认证，美国各州加快了对中医药从业人员立法管理，目前已经有 44 个州立法规范中医药相关从业人员准入。

纵观中医药在北美发展近 200 年的历史，一方面，随着全球化发展，包括美国在内的广大民众对中医药的需求日益增加，但是，另一方面，受多种因素影响和制约，在北美地区中医药仍然处于 "补充替代" 的地位，主流教育体系、医疗体系并没有将中医药列入主流医学进行使用和管理。

发展

1979 年，北京中医药大学迎来中美
建交以来第一位官方医学交换生，来自
哈佛大学的大卫·埃森伯格（David M.
Eisenberg）博士，这标志着中美两国在医
学人才培养领域有了实质性接触，自此，
北京中医药大学不断探索中医药走向北美
之路。1993 年，已经回到美国的 David M.
Eisenberg 博士与美国白宫前新闻发言人、
著名记者 Billy Don Moyers 来到北京，在
我校东直门医院等地拍摄了著名的纪录片
"治愈和心灵"（Healing and the Mind），详
细介绍了针灸、推拿、中草药、气功、太
极等中医药传统疗法，该纪录片于 1993
年 2 月在美国著名纪录频道 PBS（Public
Broadcasting System）播放，引起广泛
关注。2000 年 David M. Eisenberg 博士
创建哈佛大学 Osher 医学研究中心（The
Osher Research Center at Harvard Medical
School），致力于以中医药为主的传统医
学研究。这成为中医药进入北美主流医学
教育机构的试金石。

沿着历史的脚步，北中医人不断探
索。2014 年 5 月 8 日，徐安龙校长带队，
赴美国纽约拜访基辛格博士。在曼哈顿基
辛格办公室，徐安龙校长与基辛格博士围
绕中医药国际化发展话题，促膝畅谈 2 个

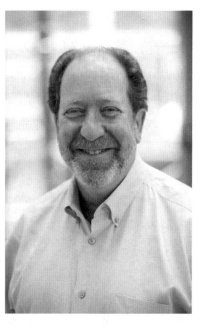

◎　哈佛大学大卫·埃森伯格博士

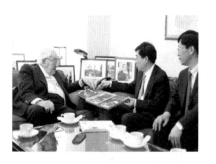

◎　徐安龙校长与基辛格博士会面

小时。基辛格博士讲述了 1971 年访问中国的那段经历，徐安龙校长向基辛格博士介绍了北京中医药大学关于中医药国际化发展的思考，基辛格博士对徐校长的想法表示赞同，并谈了自己对中医药发展的想法和建议。这是自 1971 年访华 40 多年以后，基辛格博士再次与中医人的近距离接触和交流。

本着"医疗开道、文化先行、科技接轨、教育支撑、民心相通"的基本思

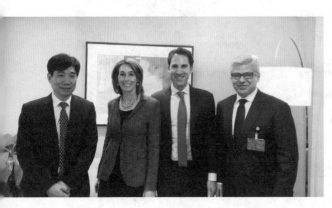

◎　2018 年在美国会见达纳法伯癌症中心首席执行官劳莉·格里姆彻

路，北京中医药大学不断拓展与北美一流高校和科研机构的接触与合作。自 2014 年以来，北京中医药大学代表团先后数次访问哈佛大学医学院、约翰霍普金斯医学院、耶鲁大学医学院、夏威夷大学医学院、加州大学戴维斯分校医学院、乔治华盛顿大学医学院等知名学府，并数次到美国

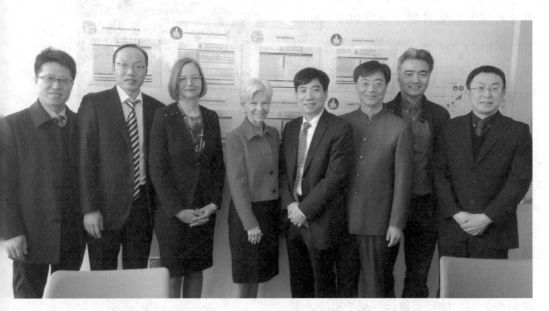

◎　2018 年在美国会见儿童医院的首席执行官桑德拉·芬威克

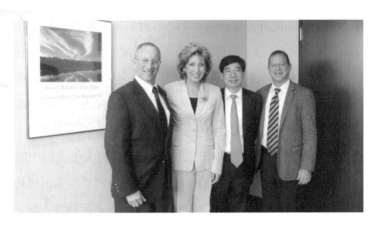

◎　徐安龙校长在美国会见加州大学戴维斯分校校长琳达·凯西

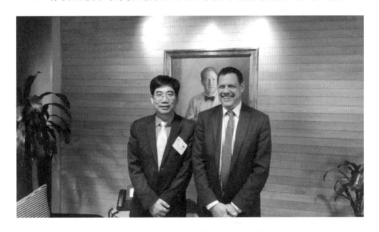

◎　徐安龙校长在美国会见国家补充与结合医学中心副主任
大卫·舒特尔夫

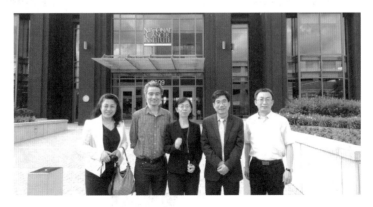

◎　徐安龙校长会见美国国家癌症中心主任习丹博士

国立卫生研究院补充整合医学中心、肿瘤研究所商谈合作事宜。

2014年，通过不断探索、总结、凝练、创新，北京中医药大学首创提出建设集教育、科研、医疗、文化、产业为一体的境外"中医中心"设想，为中医药国际化发展的前沿阵地提供平台支撑，这标志着一种全新的中医药国际化发展模式从北京中医药大学诞生。

经过不懈努力，2016年12月北京中医药大学美国中医中心在美国马里兰州罗克韦尔市正式成立。自此，北京中医药大学与美国机构的合作有了切实的发力点。2017年5月，由北京中医药大学、美国哈佛大学、斯坦福大学、乔治华盛顿大学联合主办的"中医特色疗法"在美国中医中心举行，研讨会产生重要影响。此后，美国中医中心围绕中医特色诊疗技术，先后举办学术会议10余场。2018年，乔治华盛顿大学中西医结合癫痫治疗中心在美国中医中心建成。为充分发挥美国中医中心优势，2018年10月，徐校长专程前往华盛顿，与美国国家儿童医院院长Kurt Newman先生会谈，双方就中西医结合治疗儿童疾病达成初步共识。2019年3月29日，Kurt Newman院长专程访华，与北京中医药大学签署合作协议。按照协议，双方将在美国中医中心开设中西医结合儿科

◎　在中美合作的癫痫会议上，北京中医药大学党委书记谷晓红致辞

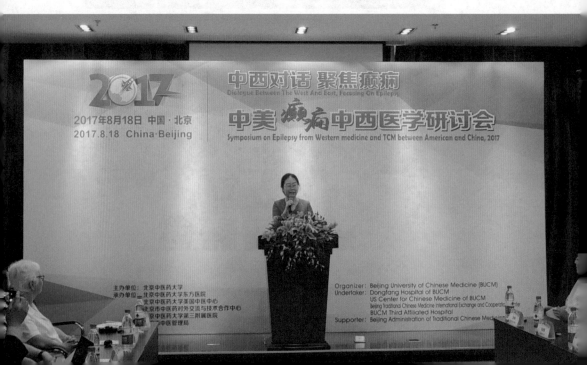

门诊，这将是中医药国际化发展的又一个重要节点。

在推动医疗、教育、科研的过程中，北中医人文化传播的理念始终走在前面。美国中医中心在设计之初就突出文化传播功能，并专门设立教室、中医药博物馆等场所，为文化传播提供硬件支撑。自成立以来，接待当地民众 500 人次。2017 年 9 月 26 日，"中美大学校长和智库论坛：中美关系未来 50 年"在美国纽约哥伦比亚大学举行，国务院副总理刘延东出席开幕式并发表主旨演讲。徐安龙校长在中美大学校长论坛发表中医药主题演讲。徐强调，人文交流乃是人与人、心与心之间的交流，这也是人文交流的独特魅力。人文交流一定要建立在人类社会共同关心和关注的问题上，"用别人听得懂的方式，讲好自己的故事"。用中医中心这个平台，"讲好中医自己的故事"。只有这样人文交流才能长久发展。徐校长的报告引起在场师生的强烈共鸣。

2018 年 8 月 22 日，第 67 届联合国非政府组织全球峰会在美国纽约联合国总部召开，我校徐安龙校长应邀参加此次峰会，并做了"中

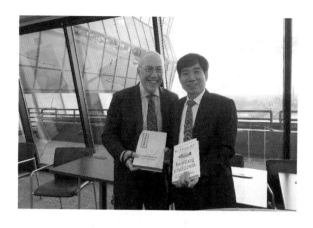

◎ 2018 年 10 月徐安龙校长与美国国家儿童医院院长库尔特·纽曼先生会谈

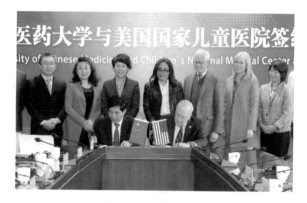

◎ 2019 年 3 月 29 日，库尔特·纽曼院长访华与北京中医药大学签署合作议

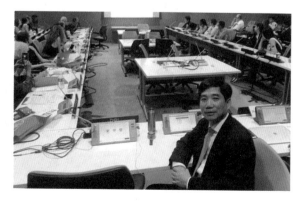

◎ 徐安龙校长参加第 67 届联合国非政府组织全球峰会

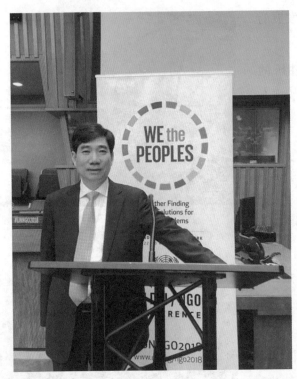

◎ 徐安龙校长参加第 67 届联合国非政府组织全球峰会，并做主题报告

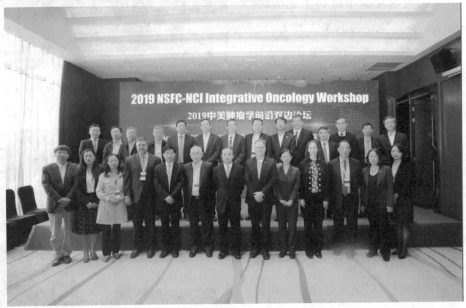

◎ 2019 年 4 月，中国国家自然基金委员会与美国癌症中心 2019 中美肿瘤学双边论坛在京举行

医古代智慧与现代医学的交融"的主题报告。此次演讲对提升中医药的国际影响和传播产生了极为重要的推动作用。

随着我校在北美地区工作的不断推进，中医药传播的实质效果逐渐显现。2019 年 5 月 23 日，有美国国家肿瘤研究所（NCI）和中国国家自然科学基金委员会（NSFC）支持的"2019 中美肿瘤学前沿双边论坛"在北京召开，来自中国以及美国的近 40 位顶级专家围绕肿瘤防治进行学术交流，这也是近年由

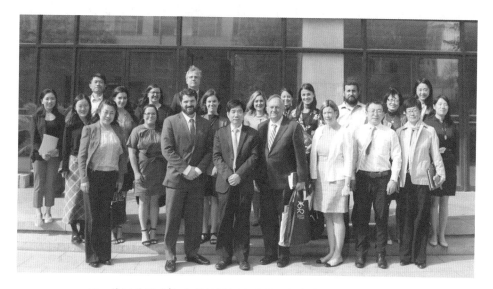

◎　美国美亚基金会高级顾问唐纳德·卡尔森率领美国国会议员助手团一行 15 人访问我校，了解中医药高等教育以及中医药在中国的整体发展

中美两国政府共同支持的在中西医结合领域最高水平的学术论坛。

2019 年 4 月 16 日，美国国会议员助手团一行 15 人，在团长、美国美亚基金会高级顾问唐纳德·卡尔森率领下访问我校。这是访问中国的第一站，代表团希望能够与我校通过面对面的沟通，了解中医药在中国的发展，为下一步深化两国在医学领域的合作奠定良好的基础。徐安龙校长会见客人时表示，中医药与西医学都是人类医学体系的重要组成部分，中国与美国在医学领域有众多合作机会。大家应该携起手来，在分享古老传统中医药智慧的同时，不断努力，创新发展，探索建设更适合服务于未来社会发展的、更加优化的健康医疗体系。

展望

中医药是中华民族的财富，同样也是世界人民的财富。作为一门医学科学，中医药的国际化发展，是由中医药的基本属性决定的，她是中医药发展的必由之路。在科学技术飞速发展的今天，如何让中医药同样能够跟上历史的步伐，以同样的速度发展和完善，并更好地服务于人类社会，是摆在我们面前的重要课题。北京中医药大学瞄准当今科技发展的前沿核心区，积极主动，不断拓展中医药在北美的发展，取得了可喜成绩。展望未来，中医药在北美的发展潜力巨大，但同时也需要克服众多障碍。如何用中医药方法和技术为当地政府、当地民众切实解决他们所面临的社会问题、健康问题，将是中医药未来在北美发展的关键所在。

中医药走进法国医学科学院

·国合处·

　　法国是一个历史悠久的国家，开放包容，不断吸收外来的优秀文化。早在 1671 年，法国人哈尔文就翻译出版了《中医秘典》。在以后的几百年中，法国学者译著过《黄帝内经》《难经》《易经》《针灸甲乙经》等众多中医药书籍。1985 年法国卫生部成立针灸管理机构。1986 年，法国总统密特朗下令对天然药及其替代品进行深入研究。1987 年正式规定针灸从业人员要经过系统的中医学教育或培训。1989 年法国政府批准公立医科大学开设针灸课程。1993 年，法国已有近 2600 个中医诊所，用中药、针灸、推拿为病人治病，针灸医生已近万名，每年用掉中草药达几万吨。经过近几十年的发展，中医药整体发展势头看好。但是，与西医学在法国的发展相比，中医药医疗服务与法国民众的基本医疗需求之间还有很远的距离，在中医药立法、中医药高等教育等领域要走的路还很长。

　　自 2016 年以来，北京中医药大学代表团先后多次访问法兰西医学科学

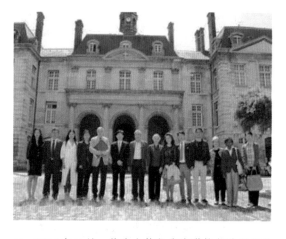

◎　2016 年 9 月，徐安龙校长代表学校与欧洲医学精准平台主席让·皮埃尔·阿尔芒，多塞诺奖实验室平台主席多米尼克·沙朗以及欧洲系统生物医学研究院主席查理斯·阿弗雷会谈

院、巴斯德研究所、巴黎第五大学等专业学术机构，开展中医药与西医学的高层次对话，为中医药在法国的发展做出了积极的努力和探索。2016 年 9 月 7 日，北京中医药大学徐安龙校长代表学校与欧洲医学精准平台（PreciMed European Platform）主席 Jean Pierre Armand，HLA 医学多塞诺奖实验室平台（Jean Dausset Lab Network）主席 Dominique Charron 以及欧洲系统生物医学研究院（European Institute of System Biology）主席 Charles Auffray "四方携手"签署了中西医结合共同促进人类健康的合作协议。合作项目旨在发挥中医药和西医各自优势，将现代精准医学的手段和方法用于中医药临床疗效机理研究，尤其是威胁人类健康重大疾病的疗效评估上，并使研究成果贡献于降低现代医疗之毒副作用、提高患者生活质量、延长患者生存期，真正践行以病人利益为最高利益的医学理念，共同守护人类健康。

2016 年 10 月 1 日，双方在巴黎举办"中医与癌症"高峰论坛，大会聚焦肿瘤研究新进展。与会专家就中医药如何更好地在肿瘤防治过程中发挥作用进行了深入探讨。大会还在肿瘤的分子检测、靶向治疗、免疫机制及干预等领域进行了交流，各方达成一致，开展国际间临床多中心中西医肿瘤防治研究。中国驻法使馆科技处孙玉明公参出席，并在会上表示将全力支持中法在现代肿瘤学与中医融合方面的高水平深度合作，推动中医在法国的国际化。

2017 年 7 月，徐安龙校长专程访问法国巴斯德研究所，与巴斯德研究所长克里斯蒂安·布莱切特（Christian Brechot）教授就中医药合作进行磋商。

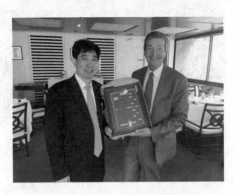

◎ 2017 年 7 月，徐安龙与法国巴斯德研究所所长克里斯蒂安·布莱切特教授会谈

同期，徐校长前往法国医学科学院，与终身秘书长卡宾利特 Cabinet 院士就科研合作、联合培养博士等项目进行了交流。

2017 年 11 月，徐安龙校长专程访问巴黎 Gustave Roussy 肿瘤医院，听取该院专家就国际间多中心肿瘤治疗合作方案的汇报与研讨，并与 Gustave Roussy 肿瘤医院 Jean Pierre Armand

教授、Wellbeing 康养中心项目负责人 Mahasti Saghatian 博士、欧洲精准医疗平台暨 HLA 免疫研究实验室的 Ju Liya 博士等，就中法双方在 Wellbeing 肿瘤康养中心项目开展合作的相关事宜进行了磋商。中国驻法使馆科技处茹志涛博士参加了方案讨论。

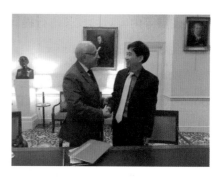

◎ 2017 年 11 月，徐安龙校长与法兰西医学科学院终身秘书长卡宾利特院士会谈

2017 年 11 月 14 日，北京中医药代表团再次来到法国医学科学院，徐安龙教授做了"中医古老智慧与现代医学的碰撞与交融"的专题报告。

本次报告，徐校长以西医学为切入点，通过剖析目前发表在《自然》《科学》等国际顶级期刊上的中医药研究成果，从中医和西医不同的视角解读了中医药体系的形成和发展、理念精髓、与西医学的差异和关联，以及未来人类医学展望等内容。报告引起了与会院士们的浓厚兴趣和热烈反响，分别就中医药与癌症治疗、中医药整体观理论与现代生物技术的融合、中医药的科学

◎ 2017 年 11 月，徐安龙校长在法国医学科学院做题为"中医古老智慧与现代医学的交融"的专题报告。法国医学科学院终身秘书长丹尼尔·库曲里叶院士主持报告会。法国医学科学院副主席伯纳德·卡彭特院士等专家们参加了会议

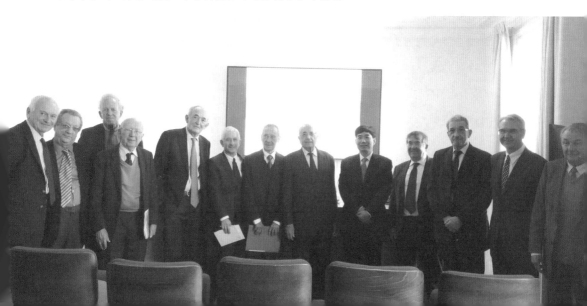

健康发展等内容对徐校长进行提问，并进行讨论。此次报告会由法国医学科学院终生秘书 Daniel Couturier 院士主持，法国医学科学院副主席伯纳德·卡彭特（Bernard Charpentier）院士、法国医学院补充医学专业委员会主席 Daniel Bontoux 院士等十几位在现代西医界著名的院士参加，是法国医学科学院有史以来首次邀请中医药专家进行高水平对话。此次交流不但促进了法国权威医学机构对中医药的系统了解，而且使中医学家能够面对面地了解西医对中医药的看法，为实现中华传统医学与法国现代医学的互信相通以及未来的相互融通奠定了提供了良好的基础。

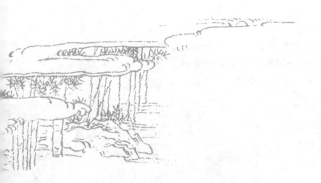

北京中医药大学与韩日传统医学领域的交流历史

·郑哲·

郑哲　男，北京中医药大学国际学院副院长。

文化交流是维系国际间各项交流的最基本的纽带。没有文化交流，政治经济交流也无从谈起。文化交流是相互间把本国优秀的传统文化及生活习惯介绍给对方后，相互接受、相互逐渐融入的过程。中韩日三国地缘相近，受传统儒、道、佛家文化影响，形成了独特的汉字文化圈，因此三国自古以来有着得天独厚的文化交流优势。基于上述原因，中医学在朝鲜半岛和日本群岛得到了长足的发展。

1992年8月，随着中韩两国建交，结束了亚洲长期以来的冷战格局，开创了外交新局面，也为两国文化交流带来了巨大红利。在几千年的发展过程中，韩国人民在学习、引入中医学的基础上，积累了大量的本土化治疗经验，《乡药集成方》《医方类聚》《东医宝鉴》《东医寿世保元》等专著逐渐构建出地方特色的学术架构，逐渐形成注重体质辨证的医学体系，发展为当前的韩医学。两国建交后，在相同的传统儒家文化及中医学术体系的推动下，我校先后与韩国庆熙大学等20多所大学、研究机构建立了学术交流与合作关系。

我校与圆光大学校交流时间最早。早在20世纪80年代，两校曾互派教师访问过对方院校。2004年，双方在旧协议基础上，通过多次会谈，达成了共识，续签了协议。根据协议，双方将进行教师、科研人员交流及互派、学生交流、联合举办学术会议、科学合作研究等。为了创造双方院校学生面对面交流机会，两校领导就学生互访项目进行了多次探讨。2004 年 8 月，我校成功派出由 10 名本科生组成的学生代表团赴圆光大学开展了为期一周的交流访问。其国际旅费和出国所需费用由学生个人负担；在韩期间的食宿、交通旅游门票等费用由圆光大学承担。作为回访，韩方也于 2005 年暑期，派遣 10 名学生来访我校。我校学工部和国合处共同为其制订了详细的接待计划，并承担了接待工作。我校与圆光大学间的学生交流，开创了我校学生互访、组织学生赴境外交流、学习的先河。

我校与韩国在传统医学医疗领域合作不断。1993 年 2 月 24 日，为了积极推进两国在中医学领域的交流，我校与韩国暻园大学签订了合作交流协议，暻园大学积极捐资助学，为我校做出了实际贡献，2001 年 12 月两校续签协议。两校合作维持了 10 余年，2003 年我校派遣东直门医院段行武教授和针灸推拿学院李志刚教授赴该校一年，完成临床指导工作。至此，两校各派遣 20 余名专家教授，以访问学者身份，各赴对方单位参加科研活动、指导临床医疗等相关工作。

我校与韩国庆熙大学交流时间最长。该校创建于 1949 年，位于韩国首都首尔市，是一所综合私立大学，其韩医科大学（韩医学院）是庆熙大学的名牌学院，该院在韩医学教学、科研、医疗等方面成绩突出，在韩医类高校中录取分数历年始终保持第一。两校交流始于 20 世纪 80 年代，两国建交后，两校先后于 1992 年 8 月 6 日、1999 年 6 月 16 日、2002 年 4 月 18 日签订了三次合作交流协议，并广泛开展互派教授、互换学生等交流合作。期间，两校虽然在共同建立医院、制药厂等方面也进行了深入探讨，但因为现实条件所限未能付诸实施。至今两校间校际交流未曾中断，简单列举如下：

2000 年，我校王庆国教授团队与韩国庆熙大学合作，共同开展了磁疗仪的临床研究。

2002 年 4 月，以韩国庆熙大学赵正源总长（韩国称综合性大学校长为总长）为团长的一行 5 人代表团正式访问了我校，续签了合作协议书。

2003 年，庆熙大学派遣车雄硕教授来校跟鲁兆麟教授学习医史文献。

2006 年，我校举行五十周年校庆，邀请金昞默总长一行 3 人代表团，来我校参加校庆活动。

2007 年，魏天卯副校长带团前往韩国考查大学后勤建设，访问了庆熙大学。

2008 年，翟双庆、贺娟教授前往庆熙大学参加了《内经》国际会议。

2008 年，庆熙大学韩医科大学崔昇勳校长（崔昇勳博士卸任世界卫生组织驻马尼拉西太平洋办事处传统医学顾问后，赴庆熙大学担任韩医科大学校长，2011 年赴韩国韩医学研究院担任院长）来访我校，提出建立传统医学合作大学组织的设想。并经过两校积极筹备，召集日本、美国等国家的大学，成立了"全球传统医学大学网络（GLOBAL UNIVERSITY NETWORK OF TRADITIONAL MEDICINE）"。至今每两年轮流举办一次国际学术会议，联络紧密。

2009 年，乔旺忠副校长、傅延龄教授前往庆熙大学参加了第一届"全球传统医学大学网络"学术会议。同年，王庆国副校长带领李宇航、王新佩、梁永宣等教授，前往庆熙大学校参加了两校共同举办的传统医学国际会议。

2014 年，庆熙大学财政经营院金相满院长、徐并植秘书长等一行 7 人访问我校，探讨"中韩传统医学产学研合作项目"。

2009 年起，庆熙大学韩医科大学每年派遣 20~40 名在校本科生，利用 2~4 周的寒假时间，在我校学习汉语、中医文化课程、临床实习等，至 2019 年度，已举办 11 届。

与此同时，我校中医学院、中药学院常年与庆熙大学保持着科研合作和博士及博士后层次的学者交流。

我校与韩国大邱韩医大学的合作交流同样也是源远流长。该校前身是 1980 年建立的大邱韩医科大学（学校法人济汉学院），1990 年升级综合性大学，更名庆山大学校，2001 年更名为大邱韩医大学。2002 年 7 月，黄秉泰博士（曾任韩国第一任驻华大使）担任该校第四任总长。作为第一任韩国驻华大使，黄总长非常重视与我校间的合作交流。2002 年 9 月 25 日，黄总长亲自率领该校外事处长和两名教授访问我校，签订了姊妹院校合作协议。同年 11 月，该校举办了"第一届中韩美传统医学现代化和国际化学术大会",时任校长郑守曾带领陶晓华、傅延龄教授应邀赴韩参加会议。美方院校为明尼苏达大学。

2003年5月,庆山大学校更名为大邱韩医大学。

2005年,郑守曾校长、张允岭教授应邀前往该校参加了中日韩三所大学共同举办的"第一届中韩日东方医学学术大会"。日方院校为富山大学。根据当时的三校协议,三校将每年轮流举办一次国际会议,后因日方院校退出,三校学术交流被迫终止。翌年,黄总长期满卸任。

2006年,该校创始人(理事长)卞廷焕先生出任总长。他于1959年毕业于庆熙大学校韩医科大学(当时叫东洋医药大学),1980年4月出任大韩韩医师协会会长,在韩医学届是家喻户晓的大家,是一名为传统医学教育和发展做出巨大贡献的教育工作者。他已出任过多届该校校长,在这次任期内,他进一步把韩医学发扬光大,将医学和产业相结合,陆续开办了校属化妆品、保健品厂,创建了韩国家喻户晓的"梅香"韩药化妆知名品牌(2010年光荣退休后,卞先生出任大韩韩医师协会终身荣誉会长、大邱韩医大学校荣誉总长)。

2006年9月,卞廷焕总长应邀带团访问我校,参加了我校五十周年校庆。

2006年10月,该校邀请我校派代表团前往韩国参加大邱韩医药国际博览会,郑英良书记带团出访,随团成员有索润堂、崔连等老师。

2006年,两校洽谈中药提取原液的化妆品领域出口合作项目。

2007年,我校派出魏天卯副校长带团前往韩国考察该校后勤服务设施。

2009年,该校10名学生会代表团来我校开展为期一周的学生交流,包括实习、听课以及与我校团委、学生会代表开展学生交流活动等。

2012年,该校研究生院成立三十周年之际,高思华校长发出了贺电。两校作为友好姊妹大学,至今一直保持着密切的联络,韩方教授经常访问我校。翌年,卞廷焕儿子卞昌勋出任第七任总长。

除了上面提到的几所大学外,我校与韩国多个大学开展过密切合作,简要列表如下:

1.韩国釜山国立大学:专业人员互访、学术交流、学生交流、韩方学生来我校临床实习一个月等。

2. 韩国总神大学：学生交流（每年1次，每次1~2天）。

3. 韩国韩医学研究院：专业人员互访。

4. 韩国昌原文星大学：解剖实习（每年1次，每次1周）。

5. 大韩耳穴学会：学生交流（每年1次）。

6. 中韩绿色志愿者交流：学生交流（不定期）。

7. 韩国罗州大学：3＋3合作办学，共同颁发毕业证书（该项目只执行了一期，毕业生共有4人）。

中韩两国的教育交流与合作至今已开展了近三十年，在这期间，我校与韩国庆熙大学、曙园大学、龙仁大学、又石大学、东新大学、大田大学、大邱韩医大学、釜山国立大学韩医学研究生院、圆光大学、水原大学、罗州大学、昌原文星大学等开设韩医学专业的多所大学、教育机构，以及韩国信互教育咨询、长寿集团、第一制药、延世整形医院、韩方与健康杂志社、大韩韩医师协会、大韩健康指导者联合会等医疗行业相关机构，以百花齐放的形式，开展了大量教育交流与合作，比如人员互派、学生交流、合作办学、短期文化体验、教授交流、高级访问学者互派、共同举办国际学术会议等形式多样的中医药国际教育交流与合作。

我校与日本传统医学领域开展教育交流与合作历史则更加悠久。自1972年中日邦交正常化以来，我校先后与日本后藤学园、北陆大学、日本连锁药局（日本リテイル研究所，NRK GROUP）、八王子专门学校、日本牧田综合医院、日本武库川女子大学、福冈县立大学、日本工学院、日本中医振兴协会、本草药膳学院等单位签订了关于课程建设、互派专家、互派学生、合作共建、培训进修等领域的意向书、协议书及备忘录，建立了友好姊妹关系，切实开展全方位合作交流，推动无数人员互派、课程合作、科研合作等中医药领域创新合作项目全力发展。1991年，我校与日本日中传统医学协会（现已改名为日本中医学院）面向日本社会对中医药感兴趣人士，开设北京中医药大学继续教育培训项目——中医中药成人教育3年制大专课程等，至今还在继续合作。2012年，我校与日本学校法人兵库医科大学合作开办了亚洲第一所中医药孔子学院，开展着丰富的中医药课程及学生互访交流等。中医药领域对日优秀合作项目不胜枚举，本书另有多篇文章加以详叙，不再赘述。

　　我国面向韩日等东亚国家的交流合作，大大增进了中医药界相互了解和沟通，为开展持续、健康的中医药领域交流与合作奠定了良好的基础。经过30余年的共同努力，中日韩三国在全球传统医学领域也取得了巨大成就。2004年起，时任世界卫生组织驻马尼拉西太平洋办事处传统医学顾问崔昇勳博士召集几十名中日韩三国传统医学专家开始了术语统一工作，并就3106个中医术语达成了一致。2019年5月25日，在瑞士日内瓦召开的第72届世界卫生大会审议通过了《国际疾病分类第11次修订本》，首次将起源于中医药的传统医学纳入其中，这标志着以世界卫生组织为代表的整个国际公共卫生系统，对包括中医药以及来源于中医药的传统医学价值的认可，也是对中医药在中日韩乃至国际上广泛应用这一现实的认可，这也是中国政府历经10余年持续努力取得的宝贵成果。可以自豪地说，我校以及全球众多传统医学领域机构，经过长期合作交流与不懈努力，为传统医学国际化添砖加瓦，共同造就了新的历史时期，新的发展起点。但我们还需认真梳理和思考，充分认识到当前国家中医药事业面临的国际交流格局，如国际上对传统医学的立法及支持情况，韩日政府部门对传统医学的支持度，韩日机构对中传统医学领域交流合作定位及发展思路，韩日国内对传统医学的评价及大众的认可度等。我们只有充分了解并及时总结，才能够通过传统文化的互融互通，更好地引导、推动中医药国际教育交流与合作可持续健康发展。

硕果累累的中医药孔子学院

·邬继红·

邬继红　女，教授，北京中医药大学针灸推拿学院党委书记，曾任孔子学院中方院长。

2012年11月5日，肩负着在亚洲办好第一所中医药孔子学院的使命，承载着北京中医药大学的希望，我告别了熟悉的环境和亲人，只身一人踏上了赴日的旅程……七年春秋，风华正茂；七载耕耘，硕果累累。学校法人兵库医科大学中医药孔子学院从无到有，快速发展，影响力与日俱增，作为极具特色的孔子学院，如今已经步入了"先进孔院"的行列。在为她感到骄傲的同时，不禁回忆起自己在孔院经历的难忘往事……

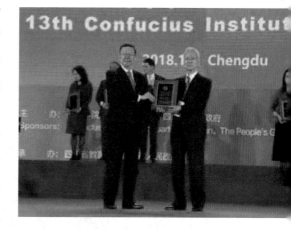

◎　新家庄平理事长代表"先进孔院"领奖

创业的艰辛

在接受中医药孔子学院首任中方院长的工作后，我无数次地设想着借"中日建交40周年"的东风，办个既体现专业优势，又烘托现场气氛的"揭牌仪式"，从而顺利打开孔院的工作局面。天有不测风云，就在我即将赴任前夕，两国关系跌至低谷，"揭牌仪式"被告延期，且当时的专职工作人员只有 2 人（中方院长和日方办公室职员）。这在这样的特殊环境下，我开始了自己在孔院的创业。

没有揭牌仪式，2012 年 11 月 9 日，北京中医药大学与日本学校法人兵库医科大学合办的亚洲第一所中医药孔子学院在日本诞生了。历经了七年多的岁月洗礼，经过许多人的辛勤耕耘，如今的她已硕果累累，跻身"先进孔院"的行列，成为极具影响力又特色鲜明的孔子学院。

作为首任院长，从零开始、亲力亲为、成为"拓荒者"的心理准备我有；作为亚洲第一所中医药特色孔院，只能靠自己摸索、无法借鉴其他孔院经验的思想准备我有；作为中方派遣来的唯一人员，我代表的不仅仅是我自己，更代表着北中医、代表着中国，我就是日方了解中国的窗口，这种大局意识我也有……自己做了各种思想准备，但有些问题还是始料不及的，如对孔院宗旨及工作内容理解的偏差，在两国关系紧张的大环境下保持谨慎低调的态度，不热衷总部要求我们开展的汉语教学、文化传播等内容等。幸好有国家汉办和北

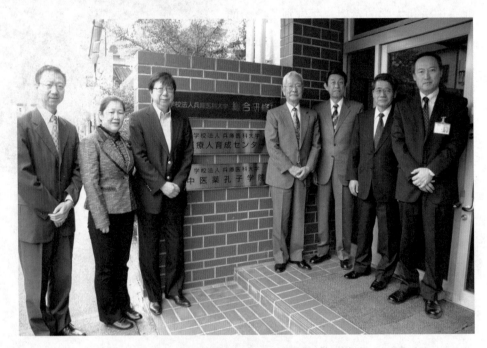

◎　孔院管理人员在开始运营之日合影

中医的支持，我也及时调整了工作策略和模式。我随时变换自己的身份，时而中方院长，时而教师，时而专家，时而志愿者……从小事做起，从我做起。我亲自设计了中医药体验中心的布展，独自采购展示所需的器械模型，使得中医药展示中心得以建成，并从身边的工作人员开始给他们讲解相关知识，让他们体验中医外治法；我跟日方工作人员一起，将总部赠书登记、造册、分类、贴签、上架，使孔院的图书室初具规模，为日后的开放奠定了基础；我利用中午休息时间教孔院日方人员学汉语，使其汉语水平与日俱增，在两年多的时间内通过了 HSK 四级考试；我主动承担了市民健康讲座的任务，尽管日语水平有限，但我虚心向日方人员请教，收到了很好的讲座效果，受到了参加者的高度赞扬；我会包各种馅儿的饺子与日方人员分享，他们给予了很高的评价，并口口相传，令我小有名气……我的努力没有白费，我终于变被动为主动了。日方开始主动邀请我为教职工开展中医药体验活动；主动提出在学校面向教职工和学生开设医用汉语和太极拳的课程，由我担任主讲教师；主动提出与孔院联合举办中医健康知识讲座，邀请我作主讲人；主动提出想向我学习包饺子的方法……孔院工作终于打开了局面。

被理解的感动

随着时间的推移，孔院的工作逐步开展起来，我与日方的关系也变得越来越融洽了。他们不仅在工作中支持和帮助我，而且在很多时候非常理解我，让我无数次感动落泪。忘不了因为大环境的影响，第二次揭牌仪式被告停，我代表中方向日方理事们道歉的场景，他们掩饰着内心的遗憾和失落，一个劲儿地对我说"我们知道这不怪你，你别难过"；也忘不了当我们成功举办了"中西医药学术研讨会"之后，理事长和常务理事特别高兴，专门宴请了我们孔院工作人员，并诚恳地对我说"你干了很多不是中方院长职责范围内的事情，我们都知道，真的对不起你！但是，如果你不这么干，孔院的很多事情就无法进展，你辛苦了"；更忘不了无数次因为国情和文化不同，日方很难接受中方提出的一些需要短时间提交的通知和突然变更的通知，但看着我一再代表中方道歉，并说明这样做的原因和对日方的好处后，对方的怒气也化为乌有，最终都按时完成了任务……

日方的理解和包容令我感动，而中方的支持和帮助更给了我战胜一切困难的勇气。我清楚地记得总部领导视察时不仅肯定了我们孔院的工作，更对我们存在的困难表示出极大的关心，并且亲自为解决这些问题付出了努力，且收到了非常理想的效果；我也不曾忘记当我工作中遇到各种难题咨询总部时，项目官员从来都是快速答复、耐心指导、不厌其烦，让我少走了很多弯路；我更铭记于心的是当兵库县发生六级地震时，北中医的校领导亲自打来电话慰问，把组织的关心和温暖送到我的心间；我觉得弥足珍贵的还有北中医国际交流与合作处的领导和同事们，他们总是尽己所能最大限度地支持和帮助孔院的工作，凡事都尽心尽力做到最好，让日方感受到了合作的真诚，收获了难忘的友谊，也使我时时感受到自己身后有着坚强的后盾！

收获的喜悦

在国家汉办和中外合作院校的大力支持下，在孔院专兼职人员的共同努力下，孔院取得了骄人的成绩，创造了一个又一个奇迹。在第一年就开设了10余门颇具特色的课程，而且有些课程还进入了大学的学分必修课和选修课；开展了一系列有特色又受欢迎的中医药系列活动，如中医药学术研讨会、中医药健康知识讲座、中医药体验活动、中医药访华夏令营等；孔院也注重创新，每年设专项经费资助中医药相关课题的研究，诸多中医药研究成果——SCI论文也频频见刊……2013年底孔子学院总部领导视察我们孔院时，给予了极高的评价，说我们孔院在大环境不好的情况下，创造了良好的小环境；评价我们孔院工作时说我们一年取得的成绩相当于其他孔院2~3年努力的结果；总部项目官员、中方合作院校领导也在很多场合充分肯定了我们的工作，这些都让我有着小小的成就感，激励着我更加努力地工作。特别令我感到高兴的是，我在孔院工作不到三年的时间，竟能两次代表孔院在全球孔院大会上交流发言，北中医的校长也作为中方合作院校代表做大会交流发言，这在所有孔院中是独一无二的殊荣，充分证明孔院总部对我们的高度认可。

领导的认可令我欣慰，服务对象的称赞更让我内心充满了喜悦。当我得知自己担任的"太极拳课程""医用汉语课程"学生评教结果特别理想时，我无法抑制内心的激动。尽管我有着20多年教龄，但讲授"太极拳"和"医用汉语"这是第一次，加上没有教材，还要用日语授课，觉得充满了挑战。但我很清楚自己别无选择，只能前进，不能退缩，否则，再想将这些课程纳入学校的学分课程将很难很难……令我高兴的是自己最终战胜了困难，挑战成功了！

我开展的中医药体验活动不但广受欢迎，还收到了意想不到的效果，这让我更加热爱自己的专业，更体会到传播中医药文化的意义所在。记得有位教职工一个多月来因为"颈椎病""肩周炎"疼痛剧烈无法入眠，接受了西医的多种治疗而收效甚微，我用中医外治法使其缓解了病痛，每晚得以安然入睡；还有一位70多岁的太极拳学员，他因为膝关节的剧烈疼痛向我咨询解决的办法，我教他使用温灸器灸，结果第一次施灸结束后疼痛就消失了，他每周上太极拳课前灸1次，连续施灸3次，其间膝关节再没有发生过疼痛；另一名太极拳年轻女学员，因为"耳鸣"痛苦不已，我选用了耳穴贴压法进行尝试，没想到仅仅一次竟被告知已获痊愈；还有个学生在"访华冬令营"活动中因为头疼而接

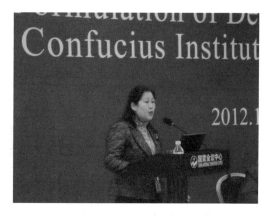

◎ 邬继红院长在全球孔院大会上交流发言

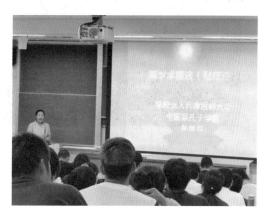

◎ 本科生《中医学》授课现场

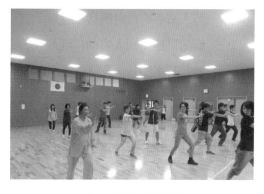

◎ 本科生太极拳授课现场

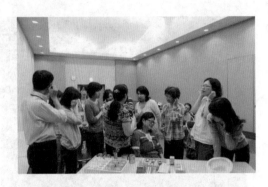

◎ 中医外治法体验现场

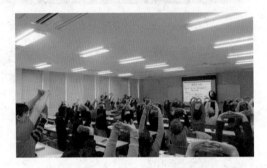

◎ 中医健康知识讲座现场

受了我的针刺治疗，收到了针出而愈的效果……这样的例子还有很多。就是通过这样的活动，有了这些活生生的例子，使大家对中医的兴趣大增，觉得中医的疗效太神奇了，他们无数次感慨"效果这么好，太不可思议了"！

当我每次进行完中医健康知识讲座之后，我最关心的是调查问卷的反馈结果，看到大家纷纷表示"学到了很多东西""太有意思了""非常实用""还想参加这样的讲座""希望能继续举办，每月举办一次"等，我很高兴得到了大家的欢迎和肯定，也为自己有这样的专业优势而庆幸。其中最让我感动的是我收获了一些听众"粉丝"，他们表示愿意追随听我的每场讲座。最让我兴奋的是有一位学员告诉我，她听完我某一次讲座之后，把我介绍给他们的穴位养生方法教给同住一个小区的居民，大家每天一起叩击穴位，锻炼身体，开心而实用，有些人锻炼一段时间后还缓解了自己的颈椎病和腰腿疼。最让我快乐的是，由于我的讲座受到大家的广泛好评，邀请我做讲座的单位与日俱增，先是校内，接着是日本的其他孔院，进而延伸到国外孔院……

收获是喜悦的，但我深知这些成绩的取得离不开自己身边许许多多人的支持和帮助，离不开中医专业的魅力和北京中医药大学的招牌，当然也离不开自己往常经验的积累和日常的努力。

七年春秋，风华正茂；七载耕耘，硕果累累。孔院过去的成长离不开大家的陪伴，孔院未来的发展更需要大家的支持，让我们齐心协力，共同努力，创造孔院更加美好的明天！

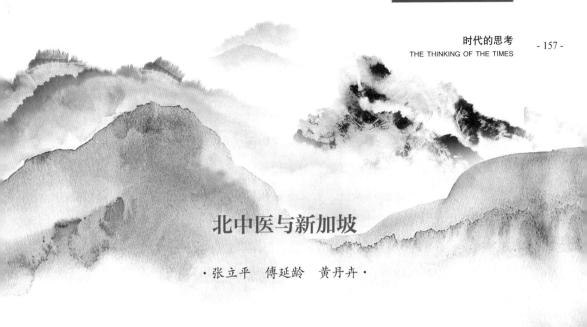

北中医与新加坡

·张立平　傅延龄　黄丹卉·

张立平　女，北京中医药大学校长助理，研究生院常务副院长，曾任国际交流与合作处处长。

傅延龄　男，医学博士，北京中医药大学教授，主任医师，博士生导师，享受国务院特殊津贴专家，国家中医药管理局中医药文化科普巡讲团巡讲专家。兼任中华中医药学会方药量效研究分会副主任委员、中国中医药学会对外交流分会副主任委员、世界中医药联合会方药量效专业委员会副主任委员、世界中医药联合会经方专业委员会副主任委员等。

黄丹卉　女，北京中医药大学国际交流与合作处项目负责人。

新加坡与中国国内中医界的交往始于 20 世纪 50 年代民间中医团体与药商之间的贸易往来，双方的学术交流始于 19 世纪 70 年代我国改革开放以后。随着 2000 年中医药在新加坡立法，新加坡成立了中医管理管委会（以下简称"管委会"）作为卫生部下属的管理机构，负责针灸师、中医师的注册和管理、对中医教育的管理和对注册中医执业者的专业道德和行为的监管，新加坡中医医疗服务正式纳入国家医疗体系，我校与新加坡中医界的交流与合作在这一时代背景下逐步展开、蓬勃发展起来。

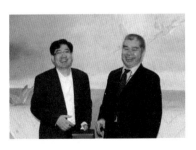

◎　北中医徐安龙校长与南大"中医—生物"双学位项目负责人罗世杰教授会面

　　我校与新加坡中医界的合作始于 2002 年。这一年，为提高新加坡中医药行业传统从业人员专业水平，我校同时在中医、中药两个领域与新加坡民间组织开设联办课程。中医教育方面，与新加坡中医药促进会旗下中医学研究院合作开展中医硕士学位课程项目，后又随着项目的进展和新加坡中医教育形势的发展，开展了博士研究生教育和七年制兼读中医学士学位课程，迄今已有近百名学士、硕士和 10 余名博士顺利通过答辩获得了学位。中药教育方面，我校与新加坡中药团体联合委员会合作建立新加坡中药学院开设中药大专学历课程，所办课程及来自北京中医药大学资深讲师的授课受到业者及民众欢迎，至今已培训学员千余名，同时课程为新加坡培育出的首批中药现代化管理人才，标志着新加坡中医药行业已进入规范化发展阶段。

　　2003 年，我校与同济医院签署协议，开展中医师继续教育工作。完成多期"中医针灸专业高级课程""中医优势病种高级专业课程"，并举办对外专题讲座及特别讲座。几年后，同济医院还承担了我校与南洋理工大学"中医—生物"双学位本科项目学生的临床见习和毕业实习，部分双学位学生毕业后在该医院供职。

　　2004 年，在中、新两国教育部的积极支持和推动下，我校与南洋理工大学（以下简称"南大"）联合开办了"中医—生物"双学士学位本科课程项目。项目自 2015 年开始招生，课程学制 5 年，中英文双语授课，前 3 年在南大生物科学学院完成，学习生物学、西医学和中医基础课程，后 2 年在北中医第二临床医学院（东方医院）完成，学习中医临床课程，进行毕业实习；国际交流与合作处主管该项目留学生事务及前期课程安排及派出等工作。同时，我校与新加坡中医学研究院亦开办多年"中医学"专业 7 年兼读本科学历合作办学项目。东方医院作为项目承接单位，积极推动高等中医药教育国际合作办学发展，不断总结创新，逐步形成国际合作办学特色模式，曾获 2010 年世界中医药联合会中医药国际贡献团体奖、2012 年北京中医药大学教学成果一等奖、2013 年北京市教学成果二等奖。

　　毕业生由南大授予生物学学士学位，由北中医授予医学学士学位。这是新加坡正规大学开设的第一个中医学专业本科教育，也是在世界 50 强高校中开设的第一个中医学专业本科教育，使新加坡青年人学习中医比率大大增加，培养了一批兼备现代生物医学和经典中医药学知识的现代中医药人才。第一批2005级共59名学生，并获得"中医/生物"双学士学位，为后续的招生和教育工作起了一个非常好的开端。这是新加坡中医史上第一批经过正规中医高等教育的本科毕业生，对于新加坡中医药事业的发展具有重要意义。同时，这一项目体现了国际中医药教育的正规化和主流化，有利于推动中医药学的全球传播。

截至2019年，该项目已招收学生15届570余人，拥有10届毕业生380余人，学生在新加坡中医师注册资格考试的平均通过率达87%，为新加坡中医界注入了新鲜的血液。

北中医在新加坡中医教育领域创造的出色教学成果，毕业同学参加新加坡中医师注册资格考试通过率远高于当地平均水平，得到新加坡各方广泛赞誉与认同。其中2005级、2006级、2007级181名同学先后参加了新加坡中医师注册资格考试，平均通过率达到93.3%，特别是2005级通过率达到97%，远远高于当地约50%的通过率，引起了新加坡中医管委会的关注。2011年，管委会考试组代表团在注册官吴汉昇教授、考试组主席洪两医师带领下，实地考察观摩我校本科生临床技能鉴定考核制度，借鉴我校临床考核经验，进一步完善新加坡中医师的临床技能考核和鉴定水平。此后每年邀请我校专家赴新加坡担任中医师及针灸师注册资格考试考试顾问，并负责审题工作。我校的本科学位和学历取得新加坡政府认可，成为新加坡中医师申请注册的学历条件之一。

近年来，新加坡大力推动中医药科学研究工作，于2015年10月成立了新加坡中医研究院。新加坡中医研究院是新加坡政府首肯的中医组织、新加坡最高中医学术机构，于2016年9月与我校达成全面开展中医临床、科研及教育合作的意向，并签署了合作备忘录。

除了中医药方面的交流，借助南洋理工大学、新加坡中医管委会等多个平台，我校还在人文管理、生物科学、教育教学等多个领域与新加坡开展了多层次的交流。

自2014年起，我校与南洋理工大学生物科学学院合作开展了"北京中医

药大学赴新加坡南洋理工大学生命科学课程项目"。该项目选派岐黄国医班学
生（整班制）二年级和中医学、针灸推拿学二、三年级本科生赴新加坡南洋理
工大学生物科学学院完成为期3个月的生物科学暑期课程。南大生物科学学院
为北中医专门开设生物化学、生理学、遗传学和基因组学、发育生物学等4门
课程。学生通过南大组织的考试获得南大颁发的结业证书和成绩单，同时学生
留学期间考核的4门课程将依据南大提供的成绩单，如实记入学生学习档案。
至2019年已派出学生350余人，其中62.3%的学生获得国家留学基金委资助。
该项目已成为我校本科生培养的品牌项目，通过该项目的培养，学生们不仅提
高了专业水平、拓宽了科研思路，更坚定了献身中医、推动中医发展的决心和
信心。

从参加"北中医赴南大生命科学课程项目"学生们对项目的良好反馈，和
回国后学生在科研思路、能力方面的突出表现，学校再次聚焦南大在教育教学
方面的先进理念、方法和技术，启动中西医结合类课程教师的境外师资培训，
于2019年派出一线教师赴南大实地观摩学习"北中医赴南大生命科学课程项
目"的教学情况。

我校与南洋理工大学的交换生项目自2012年开始启动，每年北中医选拔
2名管理学优秀本科生赴南大商学院进行一学期学分课程项目，南大则从全校
范围选拔16名左右学生来北中医参加为期2周的中医药文化冬令营，体验中
医药文化的魅力。双方互认学分、互免学费。该项目促进了两校间更广泛的交
流，增进了相互的友谊和信任。

为树立现代大学的办学理念和教育观念，学习海外知名高校管理经验，结
合工作实际，推动管理工作创新，提高管理水平和执行力，自2010年起，我
校连续4年举办管理干部赴新加坡南洋理工大学培训，共培训管理干部近80
人。培训期间，培训班成员除在南大课堂学习外，还拜访了新加坡中医管委
会、新加坡卫生科学局、新加坡中央医院等权威部门和机构，进一步拓宽了学
校管理人才的国际视野，促进了学校的科学发展。

我校与新加坡的合作，起于推动中医药在新加坡以至东南亚中医药行业传
统从业人员的水平，随着新加坡中医药正规高等教育体系的建立，逐渐将重心

转移到对新型人才和高层次人才的培养。与此同时，利用新加坡发达的现代科学和先进的管理水平，输送优秀学生、教师和管理人员赴新学习，对中医药高等教育国际化、中医药文化的国际传播起到了积极的推动作用。

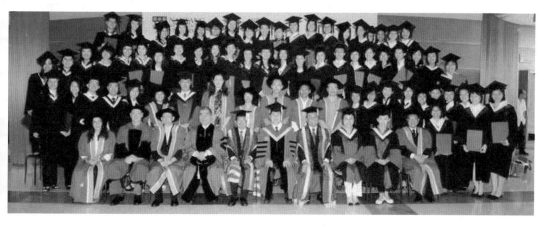

◎　两校领导与"中医—生物"双学士学位本科课程项目第一届毕业生合影

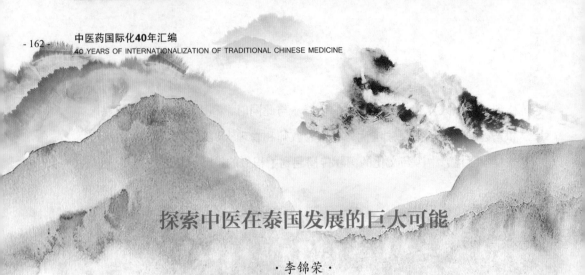

探索中医在泰国发展的巨大可能

·李锦荣·

李锦荣　男，泰国唐人中医诊所中医师。

在美好的四月天，即将喜庆地迎来新中国成立七十周年，又是改革开放以来，中医药国际化四十周年的双庆之际，对从事中医事业的泰国华裔的我来说，真可谓欣慰万分，感慨万千。

◎　国侨办主办、北中医协办"首期海外中医师研修班"合影

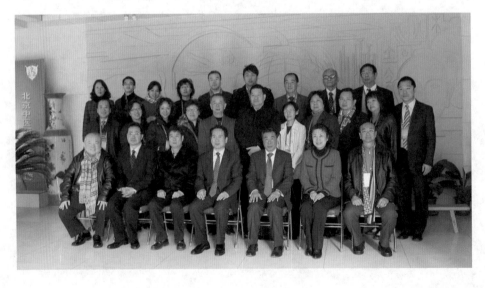

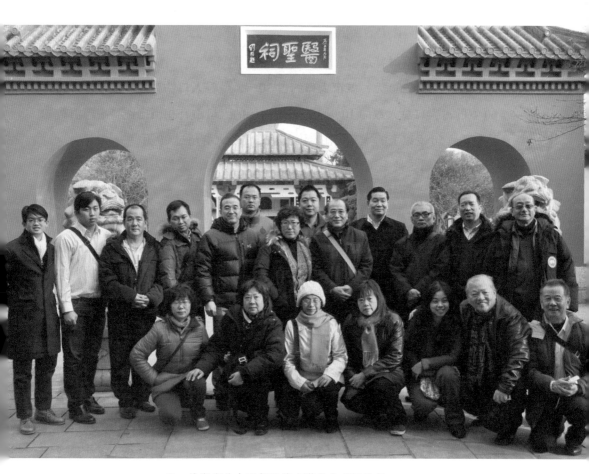

◎　首期海外中医师研修班学员参观医圣祠

　　想起当年 2012 年 12 月上旬敬爱的母校——北京中医药大学盛情邀请我们这些来自海外华裔中医从事者，可以无条件地惠助我们到北京中医药大学进修学习。这是我们梦寐以求的学习机会，也是提高我们中医医术的宝贵时机，我怀着喜悦的心情搭上飞往北京的班机，去实现我多年的梦想。

　　抵达北京时校方接待的情景至今都历历在目，在学习过程中得到众多老师的帮助，包括于天源、傅延龄、姜苗、崔慧娟、张立平、李宗衡、杜琳、杨晓晖、段行武、王俊宏、王天芳、王庆甫、王燕平、王素梅、秦绍林、薛卫国、赵慧玲、陈志刚等知名专家教授，他们教导有方，对我们这些学员关爱有加。

泰国中医现状及前景思考

（一）泰国疾病谱特点

泰国人口约 6200 万，城市人口约占 30%，曼谷人口约为 630 万，年龄超过 60 岁的占人口总人数的 10%，有华人血统的人口占有相当比例。中药消费人群主要是 50 岁以上的华裔，在泰国的中药消费人群超过 20 万。

由于泰国属热带季风气候，天气潮湿闷热，在室内人们习惯开空调，且冷气甚凉，所以，风湿痹证、哮喘、皮肤病为地方常见病。此外，泰国人喜欢甜食，糖尿病人较多，心脏病、艾滋病、性病等亦是泰国的多发病。内科疾病中肝炎和肾炎、糖尿病、高血压较多。

就肿瘤发病率而言，世界卫生组织最近的统计资料表明，目前泰国肿瘤的发病率和死亡率居前几位的分别是：肝癌、肺癌、肠癌、乳腺癌、宫颈癌、胃癌等。

（二）泰国民众对中医的认识

泰国立法承认中医及中医药治病的合法性，但泰国民众对中医的认识以针灸为主，甚至有百病寻针灸的观念。虽然针灸也可以治疗很多内科疾病，但中医辨证施治理论的精髓是应用丰富的中药饮片，按君臣佐使进行配伍，用以治疗各种疾病。且不论辨证施治、君臣佐使对于处方医师的要求甚高，仅让患者长期服用中药就有一定的困难：

1. 服用后感到太苦，不能坚持。

2. 认为肿瘤的治疗和内科疾病一样无须长期用药。

3. 认为在放化疗期间不能再用药。

4. 西医生不主张同时应用中药。

5. 家属代诊，中医医生不能辨证处方。

6. 认为起效太慢而放弃用药。

（三）中医药治疗在泰国的潜力

随着泰国立法承认中医药和泰国华侨的不断努力，具有中国传统特色的中医在泰国的知名度提升很快，由于泰国的华人构成比例较高，肿瘤发病率又处于上升期，因此中医药市场潜力较大，我们可以在取得政府支持、中医人才培养、改进中药剂型上下功夫，同中国内地的中医界联手，发扬中医、推广中医、发展中医。

（四）发展泰国中医的建议

1. 建立中医医院的品牌

（1）积极扩大中医药治疗的宣传力度。目前中医内科在泰国的社会认知度远远低于针灸，因此要积极扩大中医药治疗的宣传力度。分别通过电视台、报纸等进行中医科普宣传、卫生部专业授课、组织当地执业中医师参加有关的学术会议等形式，积极、适度、有效地宣传中医药治疗疾病的疗效和方法，扩大中医在泰国民众中的认知度。同时也提升当地祖传中医师整体学术水平和知名度。

（2）发挥中国国内专家优势，在泰国建立疑难病例会诊中心，用远程会诊的方式，将中国内地有特长的中医师的治疗方法引申到泰国。

（3）由于针灸在泰国的知名度非常高，几乎是中医药的代名词，因此针灸科在泰国起到分诊的作用。如果我们针灸科医师有引荐意识，可以保证各科相互会诊，反过来也可以提高针灸治疗的效果和水平，使患者得到更有效的综合治疗。

2. 中医管理

医院针对的群体是病人、是民众，建立严格的、规范的医疗管理制度是对民众的负责，这些制度同时可以指导医疗工作者在最短的时间内，以最科学、最有效、最安全的方式治疗患者。只有在严格的、规范的医疗行政制度管理下，医院的运作才能达到高效。所以，医院如企业，管理制度必须健全并严格执行。

医院管理者可以是医疗工作者，也可以是没有医学背景的企业管理者，对此，仁者见仁，智者见智。但中医医院经营团队中必须有了解医疗、热爱中医的人士，这样，才能从中医的特点出发做出经营决策。

3. 诊疗科室的设置和诊疗方式

目前中医在泰国，诊疗科室是延续以前的内、外、妇、儿、伤和针灸推拿等科的笼统设置，如果有能力应该设置二级科室（以病名为科目的专科），使得病人能够更容易、更清晰地知道他应该到哪个科室、找哪个医师就诊治疗。反过来，也突出了医院对于某些常见病、多发病的诊疗能力。有利于医院的对外推广。

例如：中医内科下设置中医肿瘤科、中医肾病科等。我们还可以根据泰国的疾病谱开设中医风湿科、中医心病科等。

4.药物剂型

泰国中医的中药配方方式很传统、很精确，但是，这样的抓药方式速度很慢，从一个方面制约了每日门诊量的可持续增长。

建议使用预先小包装方式，这既保证配方计量精准，又大大提高了配方速度。还建议使用中药的颗粒制剂，这一研究中国从20世纪80年代研究至今，技术成熟，疗效肯定。单品药物的数量、种类已经完全能满足临床的需要，成品重量和体积减小了至少十分之一，服用方便，像速溶咖啡一样，开水一冲即可服用，而且产品附加值远高于传统中草药。

5.中医人才培养

泰国要持续发展，必须要培养自己的人才，泰国立法承认中医中药，大学开设中医专业，是向泰国中医院提供了法律和本土人才培养的保证。更可以从这些在读大学生中选取优秀可造之才，由卫生部或中医院，按需要送到中国进行为期两到三年的专业培训和进修，回国后就可以在中医界独当一面。

中医药日益在国际上得到认可

推动中医药走向世界，进入世界主流医学体系，是中医药现代化、国际化的奋斗目标之一。目前，中医药对外交流和合作日益深入，中医药以其扎实的疗效，尤其在抗击非典中发挥的作用，在国际上正得到越来越大范围的认可。主要表现在以下几方面：

1.中医药在各国迅速普及。比如，英国有中医诊所约3000家，仅在伦敦地区就有私人中医诊所近600家。美国的50个州中已有44个州立法承认针灸，准予颁发执照或注册。加拿大有中医诊所约3000家，每年销售中药金额1亿加元。

2. 学术活动日益活跃，中医教育发展迅速。据不完全统计，国际上有 1000 多个中医药机构和民间学术组织。澳大利亚、英国都在正规大学中设立中医或针灸专业，并将其纳入正式学历教育。

3. 很多国家政府开始关注并承认中医药。近几年，在双边政府卫生合作协议中，有 40 多个协议含有中医药合作项目。

4. 世界卫生组织（WHO）重视中医药。2001 年，WHO 西太区地区会议上，通过了传统医药地区发展战略。2003 年 5 月 WHO 第 56 次大会上，讨论通过了 2002—2005 年传统医药战略的决议。

5. 科学研究方兴未艾。很多国际大型制药公司都对中药的研究开发表示了浓厚的兴趣。

以标准化助中医药国际化

我国是中医药的故乡，在中医药标准化建设方面已经取得了丰富经验。通过国际行业标准的制定和落实、各国会员单位业务的规范与发展，必将逐步扩大对各国民众和政府的影响，国际行业标准有可能转化为所在国的国家标准，进而推动中医药在国际范围内的合法化进程。

中澳中医中心的四驾马车

· 王珊珊 ·

王珊珊　女，北京中医药大学国际交流与合作处副处长。

　　和大部分西方国家相同，中医药在澳大利亚的传播也伴随着淘金热的兴起而产生。1848 年来自中国广东的矿工 100 余人，作为第一批华人移民来到澳大利亚加入淘金大潮。随着华人移民的增加和对于健康持续增长的需求，草药店、中医医馆等开始在澳大利亚兴起。在经历了随后的限制华人劳工的萧条期后，中医药在 19 世纪 70 年代随着中澳正式建交，进入了快速发展时期。中医、针灸、推拿等诊所和中药店越来越多，并且本土的针灸教育也开始出现。随着中医的推广和普及，除华人以外的澳大利亚本地人和他国移民，也都认识和体验到了中医和针灸的益处。19 世纪 80 年代，澳政府开始把中医行医纳入"商业经营"的范畴中，允许中医诊所和中药店在各个州营业。包括澳大利亚中医针灸学会、澳大利亚全国中医药针灸学会联合会等在内的中医专业的学术组织也相继成立，并于 1993 年向澳洲政府提交了《中医药执业守则》，同时，澳大利亚开始出现澳政府承认的成体系的中医药正规高等教育。在此基础上，维多利亚州于 2000 年 5 月通过了《中医注册法案（2000）》，并成立中医注册局，负责制定中医标准并监管标准的执行情况，并开始对维多利亚州的中医师进行注册。随后，新南威尔士州卫生部和西澳洲卫生部相继开展了中医针灸立法与标准制定工作，分别制定了《补充医学执业人员规范（讨论稿）》与《西澳中医执业人员规范（讨论稿）》，这标志着中医药在澳大利亚的全面立法。

北京中医药大学与澳大利亚合作的起步较晚，刚开始的合作一般局限于院系之间小范围的人员互派、临床科研合作等。2008年我校循证医学中心与西悉尼大学补充医学研究中心（现国家辅助医学研究所）签订了合作协议，双方主要在中药疗效评价的系统综述研究、中医药临床研究的设计与实施、人才交流与培养等方面展开合作，并取得了一定合作成果。此外，在校级层面，学校与墨尔本皇家理工大学、悉尼科技大学等均签署了合作备忘录，在学生交流等方面开展了合作。

然而，上述这些交流与合作仅仅局限和停留在某一方面，并没有形成一个完整的中医药在澳大利亚发展的合力。对于澳大利亚这样一个中医药立法非常成熟，中医医疗政策宽松，拥有正规中医药高等教育的西方发达国家，如何与当地高等院校和科研机构开展全方位的密切合作，打造北中医在澳的中医药国际合作品牌是学校一直在发展中思考的课题。因此，在学校创新地建立了海外中医中心的模式后，学校开始积极寻求澳当地的合作伙伴，希望与之共建北京中医药大学澳大利亚中医中心，提升中医药对主流医学、高层社会的影响力，推动中医进入社保。

在前期充分调研的基础上，最后学校与澳大利亚西悉尼大学达成了共建中医中心的合作意向。澳大利亚西悉尼大学是全澳唯一中、西医课程并存的大学，是澳洲三所拥有中医课程的公立大学之一。其科学与健康学院现设有健康科学（中医药）的本科和研究生课程。学校的国家辅助医学研究所是澳大利亚最知名的传统中医药研究机构，且与北中医已积累了一定的前期合作基础。以教育和科研成果为积淀，西悉尼大学本身在澳中医立法和管理界中有着一定的影响力。因此，2014年11月17日，借着中澳两国签署《中华人民共和国政府和澳大利亚政府自由贸易协定》的东风，在中国国家主席习近平与澳大利亚时任总理阿博特的共同见证下，北京中医药大学和西悉尼大学签署了在澳建立中医中心的合作协议，使得中医中心成为中澳两国自贸协定的标志性产物之一。

协议签署后，双方经过前期协商和筹备，于2016年8月9日由中国驻澳大利亚联邦特命全权大使成竞业、澳大利亚经贸部部长助理与国会议员凯

斯·皮特、北京中医药大学校长徐安龙与西悉尼大学校长葛班尼共同为"澳大
利亚中医中心"揭牌，这标志着中心的正式营业。

在过去的三年中，中澳双方密切合作，朝着既定的方向艰苦努力，共同

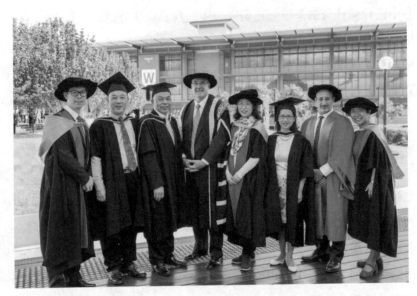

◎ 2017 年，北京中医药大学与西悉尼大学首届联合培养硕士研究生毕业

将中心架构为"医教研文一体化"的实体合作平台，取得了令人瞩目的成就和
进展。

在医疗方面，中心勇敢尝试、不断突破，打造了高质量医疗服务的平台。
首先经过双方的努力，北中医外派至中心工作的医生取得了执业准证的突破。
2017 年 4 月 13 日，北中医派驻中医中心的中国中医执业医生首次获得澳大利
亚官方管理机构颁发的限制性"中医师—中医针灸师—中药师执业准证"。这
是澳洲官方管理机构第一次批准中国医生以教育与科研为目的、可以从事中医
临床的执业准证，也是中国中医医生第一次在这个领域中取得突破，铲除了中
医中心工作融入澳洲医学领域的最大、最难之障碍。这是中澳中医医疗合作模
式的首次尝试，开拓了又一个跨国医疗许可的认证途径。随着医疗服务的进一
步展开，2018 年中心全面提升了其医疗服务辐射区域，将定点临床服务点扩展

为三处，分别为西悉尼大学 Campbelltown 校区、Westmead 校区以及新南威尔士州利物浦医院。使得中医医疗服务首次进入澳洲的西医医疗体系（利物浦医院），为癌症康复中心的患者及家属进行中医药方面的咨询及治疗，取得了执业准证的更高层次突破，也为今后国际间肿瘤项目的中西医联合治疗和研究模式提供了宝贵的借鉴。2017 年 4 月至 2019 年 4 月，北中医派遣至中心工作的医生共接诊了病人近 400 余人次。

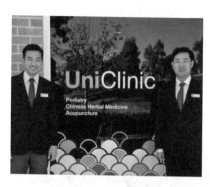

◎ 北京中医药大学医生赴中澳中心工作

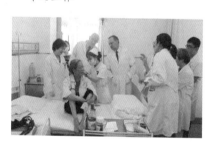

◎ 2018 年 5 月，澳大利亚悉尼西南地方健康区癌症服务处主任德兰尼教授、利物浦医院癌症治疗中心主任莫伊伦教授、西悉尼大学科学健康学院副院长朱小纾教授，来到北京中医药大学东直门医院血液肿瘤科进行合作交流

此外，为提高临床诊疗质量，让更多患者受益，同时由于临床研究的需要，中心利用网络工具，从重大疾病入手，逐渐系统地建立起双方诊疗和研究团队的远程诊疗体系，在发挥中澳各自临床优势的同时，推进澳洲医学专家对中医药治疗特色及有效性的认可度及临床科研合作的热情。

在教育方面，中澳双方共赢互利、优势互补，共同打造高质量教育资源的平台，完成了一些开创性的国际教育合作项目。首先，双方院校发挥各自优势合作开展了研究生联合培养项目。一方面北中医派到中医中心工作的老师积极参与西悉尼大学中医专业课程教学及临床带教；另一方面，西悉尼大学中医系研究生赴北京中医药大学东直门医院进行临床学习。2017 年 4 月、2018 年 4 月，双方合作培养的前两批中医硕士研究生如期毕业。在中医中心的协调下，双方开展的师生交流项目进展顺利。为提升澳洲中医行业服务水平，北中医每年定期给中心派遣专家开展针对当地中医及西医从业人员的专业学术讲座，西悉尼大学也派遣教师来我校开展西方健康管理、高校管理、医学教育、英文学术论文写作等领域的讲座。北中医研究生每年赴西悉尼大学研修健康科学、英语翻译专业课程一学期。这些项目均取得了良好的效果。

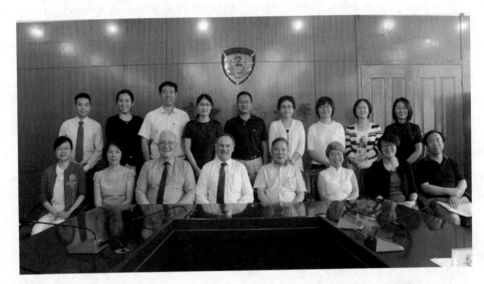

◎ 2018 年 5 月，澳大利亚悉尼西南地方健康区癌症服务处主任德兰尼教授、利物浦医院癌症治疗中心主任莫伊伦教授、西悉尼大学科学健康学院副院长朱小纾教授，来我校进行合作交流

此外，以中心为平台，在中国国家留学基金管理委员会的支持下，双方还创立了海外中医师资英语培训基地。2017 年中国中医药高等院校青年骨干教师师资英语研修班由中医中心举办。来自北京中医药大学、上海中医药大学、天津中医药大学、甘肃中医药大学、山西中医药大学等院校 14 名青年教师参加了培训。通过中澳双方教师的共同努力、协力授课，学员们通过中医药英语课程教学模式、课程体系构架思路、课程结构设计策略等系列学习，提高了英语授课能力，为中医药高校更好地开展国际教育、提升教学质量奠定了良好基础。也使中医中心升级为服务于全国中医院校对外教育的平台和基地，同时使北中医的引领和带动作用落到实处。

在科研方面，双方共同努力将中心建造为挑战重大、多点合作，创立高精尖临床研究的平台。中心成立以来，积极推进以中医药防治重大疾病为核心的

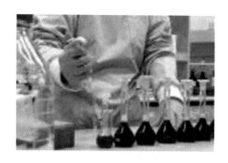

◎ 中澳中心实验室

国际多中心、中西医联合开展的临床医疗与科研合作。2017 年，建立了大洋洲第一个以中医中心为核心的中澳肿瘤科研合作平台，联合了悉尼西南部医疗管理局、利物浦肿瘤医院、西悉尼大学、北京大学肿瘤医院、西苑医院等机构肿瘤研究领域的专家、学者，共同开展中医药防治肿瘤的临床研究。2018 年 9 月，北京中医药大学、西悉尼大学、澳大利亚悉尼西南区联合卫生署签署了三方的中医药科研联盟意向书，开启了建立中澳联合恶性肿瘤中医药诊疗基地的序幕。以中、西医学在恶性肿瘤诊疗为主题 2017、2018 年度分别在悉尼、北京召开中澳医学学术研讨会 2 场，为双方专家交流提供了平台。

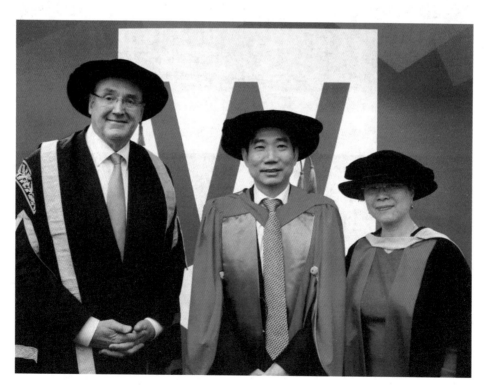

◎   2018 年 9 月徐安龙校长接受西悉尼大学荣誉博士学衔

　　在中医文化推广方面，中澳双方致力于将中心打造为惠及民众、传播健康，在润物无声中推广文化的平台。2016年以来，中心多次举办针对澳大利亚公众的中医药相关知识讲座和体验活动，既传播中医药文化，又扩大了中心的宣传力度。

　　北中医在澳大利亚从最初的平淡起步，到如今的医教研文全面蓬勃发展，既是适应当前国际中医药发展整体需求的必经之路，也体现了学校在中医药国际传播顶层设计中如何在西方中医药立法健全的发达国家发展的智慧。相信未来澳大利亚中医中心还将在中医药参与国家"一带一路"建设，提升中医药健康服务的国际影响力等方面持续助力。

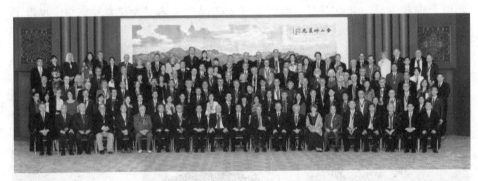

◎　西悉尼大学校长葛班尼教授荣获 2019 年度中国政府友谊奖

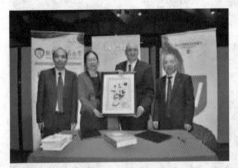

◎　2017 年 11 月，北京中医药大学与西悉尼大学举行结合医学抗肿瘤疗法双边会议 1

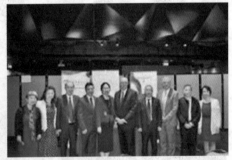

◎　2017 年 11 月，北京中医药大学与西悉尼大学举行结合医学抗肿瘤疗法双边会议 2

中医中心正成为中医药国际的样本

· 张立平 ·

张立平　女，北京中医药大学校长助理，研究生院常务副院长，曾任国际交流与合作处处长。

北京中医药大学是中华人民共和国教育部直属的一所以中医药学科为特色的全国重点大学，是国务院批准最早创办的高等中医药院校之一。中医诞生于原始社会，是我国自古以来就有的瑰宝。北中医以中医作为教学主导，致力于将其打造为有特色、高水平、国际知名的研究型大学，逐渐做到教育、科研、医疗、管理的国际化。

北中医的特色就是对外开放。从 20 世纪 90 年代起，北中医就开始接收不同国籍的学生来学习中医文化。对于世界各地的学生能做到一视同仁，从不降低对于中医学习的高要求和高标准，培养了一批在中医上高水平的外籍人才。

高水平要体现在临床上。作为一所以中医为主的高校，同样涉及西医理论的学习。将中医和西医相结合，能够做综合治疗，针对不同疾病表现体征用不同治疗手法，这是北中医教学内容的最大特色。所以要从提高综合诊疗能力和水平抓起，才能做到高水平发展。

努力成为一所国际知名的研究型大学。北中医的研究努力追求世界范围内较高层次的水平，中医是中国的传统文化，作为中国的中医高等学府，要争做世界一流大学，任何一个研究质量都不能低。在世界领域里的中医研究，我们都要争取做到顶尖。

为了实现这个目的，最重要的是管理的国际化，我们要有国际化发展的眼光，发展成行业内的一流大学。

基于这样一个思路和追求，我们决定以孔子学院的模式作为参考来实现中医药的国际化。孔子学院是中国国家汉语国际推广领导小组办公室在世界各地设立的推广汉语和传播中国文化的机构。截至2018年12月，全球已有154个国家（地区）建立了548所孔子学院和1193个中小学孔子课堂。

医疗行业是一个很严谨又很敏感的行业。想要在国外发展中医文化，需要有法律和整体社会的支持。与国外的高校进行合作，将中医中心设立于国外大学的学院中。这样，在国外能有一个实实在在的实体，并且依附于国外的大学，避免了社会整体的影响，可以专注于医疗事业。

根据这个设想，2014年，在中国国家主席习近平与澳大利亚总理阿博特的共同见证下，北京中医药大学徐安龙校长与西悉尼大学格罗夫校长代表两校签署了在澳洲建立"中医中心"的合作协议。旨在发挥双方各自优势，强强联合，打造集中医医疗、保健、教育、科研、产业、文化为一体的综合平台，广泛开展交流与合作，探索中医药走向世界的新模式。

同年9月，北京中医药大学校长徐安龙，随国务院副总理刘延东赴俄罗斯考察。2016年，北京中医药大学俄罗斯圣彼得堡中医中心成立，这是俄罗斯第一所获得俄法律认可的中医院。2016年7月3日，国务院副总理刘延东见证了"北京中医药大学圣彼得堡中医中心"揭牌，标志着俄罗斯第一所获得俄法律认可的中医院正式扬帆起航。

2016年12月，北京中医药大学美国中医中心落户华盛顿特区。

1991年我校在德国建立魁茨汀中医医院。2018年，魁茨汀医院列入国家中医药管理局中医药国际合作项目，成为中国—德国中医药中心（魁茨汀）。

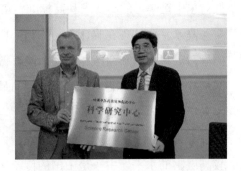

◎ 2016年9月，北京中医药大学与巴塞罗那大学合作办学中医硕士项目揭牌成立

国家中医药管理局余艳红书记亲赴德国，为我校魁茨汀医院揭牌。

建立中医中心这个平台，在传播中医的同时，也要提高中医的水平。身处在西医的环境中发展中医，对于中医而言是一个很好的机遇。四个中医中心每天接收大量的患者。2018年8月美国中医中心接诊200余人。2018年澳大利亚中医中心医疗诊所共接待患者777人次。截至2018年底，圣彼得堡中医中心已接诊患者4000余人次，其中多数疾病为经西医久治无效的疑难杂症。2018年德国魁茨汀医院收治患者1000多人。

中医不能通过仪器来找到病因，但是可以通过累计大量的临床经验和检测来提高准确率。建立海外中医中心，和著名的研究机构、医院、大学合作，进行科学研究，打破了在国外"中医就是针灸"的陈旧认知。

至此，中医药文化在世界各地全面开花，展现了中医药的"软实力"。

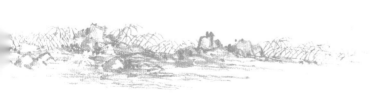

循证评价开启中医药国际化的大门

·刘建平·

刘建平　男，博士，教授，博士研究生导师，北京中医药大学中医学院。

中医药国际化面临诸多挑战，首先是共同语言，需要在中西方、中医与西医之间建立沟通交流的平台，通过互认的语言进行沟通交流。其次，需要中医科学化，其中采用循证医学的研究方法是目前国内外公认的方法。

学术研究

（一）研究思路

循证医学起源于 20 世纪 90 年代，迅速在全世界各科医学领域内得到认可，已经成为世界医学发展的主导方向。循证医学的核心理念是将当前能够获得的最佳证据、医生的经验和技能，以及患者的价值观和选择性偏好相融合，为患者提供最佳医疗服务。

将循证医学的理念和方法引入中医药的临床研究和疗效评价，致力于用循证医学的理念和方法：①促进中医药的现代化进程，得到国际医学界的认可；②促进中医药的临床实践从经验医学向以证据为基础的临床实践发展；③通过研究综合法对中医药疗法进行系统性评价，找出中医药防治疾病的优势病种和应用领域，为进一步的临床研究提供线索和依据；④通过严格设计、实施和报告的随机对照临床试验，以及其他适用性较强的非随机研究方法，对具有潜力的中医药疗法进行疗效和安全性的评价，为推广使用中医药疗法提供证据基础；⑤在中医药的临床评价过程中产生具有创新性的评价方法和体系。

（二）研究方向

循证中医药临床研究的方法学是优先考虑的研究方向。比如国家 973 项目"中医辨证论治疗效评价方法基础理论研究"中"循证医学在中医辨证论治疗效评价中应用的方法学研究"，该项目创新地采用定量和定性相结合的方法对中医药辨证论治的疗效进行全面评价，将社会学定性研究方法与队列研究相结合，获得了辨证论治过程疗效的构成要素，并分析了中医复杂干预疗效产生的模式和影响因素，探索性地将定性研究结果用来辅助解释队列研究结果。该项目还就队列研究与随机对照试验在中医药临床疗效评价中的方法学特点和适用性进行了比较性研究。该领域已经出版的专著有《循证中医药定性研究方法学》。定量与定性相结合的临床研究方法在中医药临床评价领域受到了重视。其他研究方向包括建立中医临床评价研究的标准化操作规程（SOP）、与国际接轨的中医药临床研究文献库建设、中医药临床试验技术支撑平台，也为中医药临床试验的设计、国际注册、随机化、数据管理和统计分析提供了服务。

建立先进的中医药循证评价平台

1. 建立国家中医药管理局循证中医临床疗效评价重点研究室。

2. 通过建立北京市临床研究质量促进中心，负责北京市科委首都发展项目和首都特色项目的方法学评审、论证以及项目实施过程中的监督和质控工作。

3. 国际临床流行病学网络的临床流行病学培训机构承担本科生和住院医师规范化培训医师的方法学教学与培训。并面向全社会的医学和科研工作者，定期开展方法学培训班，传播临床流行病学和循证医学的知识和技能。

4. 建立 Cochrane 协作网中医药分支机构。

5. 搭建国际化临床研究平台。

6. 与国际医学出版巨头爱思唯尔公司合作，将中医药名词术语纳入医学文献检索范围。

循证医学起源于 20 世纪 90 年代，迅速在全世界医学领域内得到认可，已经成为世界医学发展的主导方向。循证医学的核心理念是将当前能够获得的最佳证据、医生的经验和技能，以及患者的价值观和选择性偏好相融合，为患者提供最佳医疗服务。

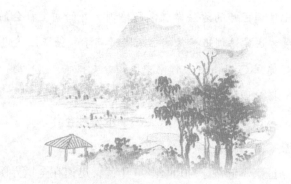

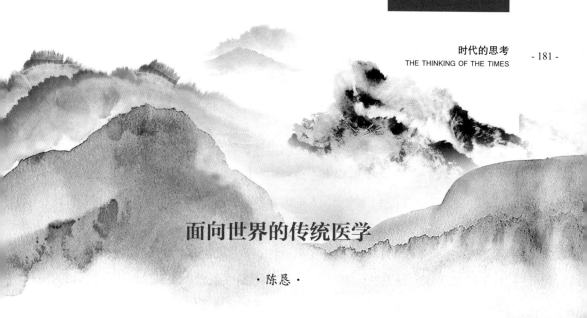

面向世界的传统医学

·陈恳·

陈恳　男，北京中医药大学教授，曾任世界卫生组织太平洋岛国技术支持司首任司长，同时兼任世界卫生组织驻太平洋岛国首席代表。

世界卫生组织是联合国下属的一个专门机构，是国际上最大的政府间卫生组织。我以一口流利的英语、对中医药深刻的理解和长袖善舞的中医外交技巧，成功地走出了一条身为中医人在 WHO 的职场成功之路。身为 WHO 第一位具有中医背景的官员，我曾负责传统医学、医学科研、输血安全和临床实验室技术的工作。退休前，我还曾担任世界卫生组织太平洋岛国技术支持司首任司长，同时兼任世界卫生组织驻太平洋岛国首席代表，负责 WHO 在 21 个太平洋岛国的工作，成为世界卫生组织带"长"的高级官员和持有联合国红护照的世界卫生组织大使。

传承精华，守正创新。纵观中医药走向世界的历史，横看中医药在全球传统医药领域的发展比较分析。面向世界、走向世界、拥抱世界，始终是推动着中医药走向未来的关键。

中医药应始终在开放中谋发展

纵观中医药的发展历史，中医走向世界，我认为在历史的长河中可分为三个重要的时间点。第一个时间点在唐、宋时期，日本、韩国、越南从中国学中医；第二个时间点在 14 世纪至 16 世纪，当时传教士或是在从中国寄回自己国家的书信中，或是在出版的书籍中提起了中医，那个阶段，中医主要是作为中国文化和古代哲学的一部分被介绍到欧洲；第三个时间点在 20 世纪 60 年代末 70 年代初期，世界卫生组织提出到 2000 年要达到"人人享受健康"的目标，中国正在实施一种称为"合作医疗"的基层医疗服务体系，通过鼓励使用"一根针一把草"，也就是使用金针、中药以及其他草药等治疗手段达到这个目标。基于中国的做法，世界卫生组织提出了"初级保健"的形式，以帮助发展中国家改善基本医疗服务的覆盖面。WHO 对"合作医疗"和"赤脚医生"的关注，也让中医逐渐显露在世界的目光中。

近三四十年是中医走向世界发展速度最快、范围最广的时期。表现在三个方面：第一，国外公众使用中医的人数不断增加；第二，国外学术界开始对中医产生兴趣，开始研究中医药，甚至把一些中医的治疗手段，譬如针灸引入到一些正规医院的诊疗里面；第三，外国政府因为国民大量的使用和关注中医药，他们也开始关注中医。这一波"中医热"主要的原因是中国的开发，中医在中国医疗体系起的重要作用，和中国科学家对中医，特别是对针灸止痛和青蒿素的研究。三个正在、三个强力的关注人群，是对于中医在世界范围内的传播和发展最好的验证。并且这些人群还在不断地增加中。

人们研究中医，往往都是从针灸开始的。这种中国特有的中医疗法，引起世界瞩目，许多外国人自行来到中国学习针灸疗法。当时中国没有会说英语的中医师，主要的讲课方式是由中医师或中医老师用中文授课，再由翻译人员翻译成英文。时间一长，效率慢、翻译人员无中医基础导致翻译不准确等问题浮现出来。语言成了传播和学习中医的难点。

语言和文化是中医药走出去的关键

北京中医药大学在中医药走向世界方面，是当之无愧的探索者、创新者和引领者。

　　早在在 20 世纪 80 年代初，在改革开放的时代背景下，中国卫生部组织开设了一个专门培训中医师或中医老师学习英文的中医拓展培训班。我很幸运地成了一名旁听生。北京中医药大学接待来自其他各国的人员参观、求学任务日益增多。我参与了多次翻译工作，颇受学生们的好评。在身为有中医基础的老师完成翻译任务的同时，我会根据自己掌握的中医知识，做补充解释，让学生能够更快、更好理解中医的内容。

　　北京中医药大学给予我这个宝贵的机会，让我对中医药的国际交流和国际教育有了直接参与的机会。之后，我多次到欧美国家用英语讲述中医药知识。也让我认识到，要讲好中医药故事，语言和文化是两个关键问题。

　　和外国人说中医相较于和中国人说中医，有很大的不同。中国人对于中医有一种天生的亲和力，而外国人没有，这就是文化背景导致的差异性。对于什么是五行、什么是气，外国人就很难理解。我们要教学，就要把完整的中医体系教授出去。仅仅是认识一两个穴位、一两种中药的碎片化知识是完全不够的。中医完整的理论，是通过长时间经验积累而成的，所以学习也是需要很长的时间，稳扎稳打，少了某一部分理论的学习，都不能称之为中医。

　　在这个情况下，要讲好中医药的故事，有几个关键的因素。

　　首先，也是最重要的一点，就是要用外国人能听懂的方式来讲什么是中医。所以，语言的互通就成为要解决的问题。在中国，最初的语言形式是，外国学生先学习中文，再学中医。想要到北京中医药大学中医，需要先学中文，并通过中文测试。实际上，中国古代就是这么办的。

　　后来改进为中医老师讲中医，再由翻译员把中医老师讲述的内容翻译成英语，让外国学生能从字面理解。

　　我参与中医对外教学时，中医对外教育形式发生了两个变化。第一个变化，是从先学中文，再学中医，或先听中医老师用听不懂的中文讲中医，再听翻译用英语再讲一遍，转变为中医师直接用外语教中医。第二个变化是由外国学生到中国来学中医转变为中医师出国教中医。这个教学形式，可以拓展中医，让学校意识到拥有中医基础的人学会用英语或其他外国语言讲中医的重要性。

最后，也就是现在采取最多的形式就是，由中医老师直接用外语教授，教学效果也是所有形式中最好的一种，可以让外国人能够更快、更好地接受和理解中医。另外一大批的中医医师前往国外去教学或行医，直接将中医带到了各个国家，间接扩大了中医在世界上的影响力。

在 WHO，中医智慧大有可为

1990 年，我在芬兰教授中医时，接到了世界卫生组织邀请我去太平洋地区工作的电话。学校给予我全力支持。我先是通过了国家卫生部的笔试与面试，又经过北京中医药大学、国家中医药管理局和卫生部的批准，参加了世界卫生组织的面试。顺利通过后，我被任命为世界卫生组织西太平洋地区传统医学临时顾问。就这样，我成为了 WHO 第一位有中医背景的官员，在我 2010 年底退休离开 WHO 时，工作时间超过 20 年。

我把中国和中医的智慧与方法带入了WHO，这是我身为一名中医人非常自豪的。WHO工作人员分为专业官员[professional staff（P）和director staff（D）]，以及一般工作人（general staff）。P分为6个等级，1级最低，6为最高。D分为2个级别，1级和2级。我在WHO工作11个月后成为联合国正式工作人员，被任命为医学官员（P4级），成为传统医学官员；十年后的2000年，我被任命为西太平洋地区医学顾问（P5级），主管传统医学、医疗技术和输血安全、卫生科研与世界卫生组织合作中心，一人担负多职，责任和压力兼具。我在负责输血安全的工作期间，率先提出了"中国方案"，提出在国家统一管理下，实施相对集中的采血、验血、供血体系，以保证输血的安全。我来到国内，走访了许多地区的卫生系统，取得了经验。在中国多地的探访中，我发现应减少个人对整个过程的介入，人数越少越安全。在实际的运用中，"中国方案"的输血安全管理，取得了很好的效果。

2003 年，我成为驻太平洋岛国首席代表（P6级），负责 WHO15 个太平洋岛国的工作，是所有驻国代表中，负责国家最多的。2010 年，被任命为太平洋技术支援司首任司长（D1级），同时继续担任驻太平洋岛国首席代表。

　　我相信，中医药走向世界正处在一个新时代，新机遇和新挑战并存，但是整体而言是时代给予我们中医药的最佳机遇。在过去，我感到国家强大了，中医工作做好了，是对我在 WHO 工作最大的支持和底气。而今天，我们所有中医人要具备一种新能力——面向世界讲好中医药科学和文化知识的能力，疗效是中医的生命线，科研是我们走向未来的引擎，文化是我们走向未来的翅膀。长风破浪会有时，直挂云帆济沧海，我相信通过中医药人的一代代努力，甚至是许多西医领域专业人士的共同参与，中医药作为全球传统医学的领头羊，可以发挥对于全球健康的更大作用。

让中国智慧插上中医的翅膀

——北中医国际传播战略与实践

·张立平·

张立平　女，北京中医药大学校长助理，研究生院常务副院长，曾任国际交流与合作处处长。

中医学作为中华文化之瑰宝，经过大半个世纪的快速发展，已经传播到183 个国家和地区，在全球范围内拥有了不同程度的社会需求、教育医疗、法律规管基础。在这一过程中，北京中医药大学作为我国中医药类唯一直属教育部的"211"大学，始终做着不懈努力，并发挥出无可替代的重要作用。

历史的回顾

自 1956 年建校开始，我校（原北京中医学院）已成为新中国最早接收外国留学生的高等教育机构之一；也是改革开放后，最早接收西方发达国家（美国）留学生的大学。学校开创了众多具里程碑意义的境外合作办学项目：1996年与英国公立 Middlesex University 在伦敦联合开办中医本科学历教育课程，2004 年与新加坡南洋理工大学合作"中医—生物学"双学士学位教育项目，2005 年与伊朗马什哈德大学合作开设英语授课医学博士班、与意大利佛罗伦萨大学合作中西医结合针灸硕士学位教育，2012 年与日本学校法人兵库医科大学合作建立中医药孔子学院等。

1991 年，学校还在德国巴伐利亚州建立起欧洲大陆最早、当地保险覆盖的"北京中医药大学魁茨汀中医院"，开启了中医医院走向海外的先河。

新形势下国际传播策略与规划

随着综合国力的提升，中华文化软实力越来越彰显其独特的国际影响。学校抓住这一天时、地利、人和的大好时机，围绕着更好地服务国家外交大局，在着力打造学校品牌核心竞争力、不断提升中医药国际合作和文化传播能力上下功夫，有策略、有层次、有节奏地展开工作，认真谋划，在实践中探索、在探索中一步一个脚印地实现着自己的传播规划：

1. 欧亚：以俄罗斯为中心，在俄罗斯、土库曼斯坦建立中医中心，辐射哈萨克斯坦、塔吉克斯坦、乌兹别克斯坦乃至整个欧亚大陆，融入"一带一路"建设，服务国家外交战略。

2. 美国：在美国建立中医中心，着力推动与美国著名高校及研究机构开展高层次医教研合作项目，占领学术、医疗制高点，提升中医药国际话语权。

3. 澳大利亚、加拿大：与友好高校建立重要战略合作伙伴关系，推动与西方两个中医法律最成熟国家的中医正规高等教育间的密切合作，建立中医中心，提升中医药对主流医学影响力，推动中医进入社保、造福百姓。

4. 欧洲：深化与德国、英国、法国、西班牙高校的高层次中医教育和文化交流，将原有民间合作上升到正规高校间的合作，提升对整个欧盟的影响力及辐射力。

5. 亚洲：巩固与日、韩、新加坡等高校间的合作，发挥"中国 - 东盟中医药教育培训基地"作用，通过深层次的中医药文化及学术交流，借助民族历史的文化认同基础形成合力，打造中医药发源地的向心力，以助力国家与邻国的友好关系。

6. 非洲：开展中医教育培训、巡诊和巡讲项目，提升非洲国家学习、发掘和使用传统医药的能力，在服务百姓的同时，为深化中非人文和社会领域务实合作做贡献，为我国在非洲的战略提供软实力支持。

创新传播模式、脚踏实地探索

为了将北中医国际传播的顶层战略设计，真正落实到从国家利益出发的具体行动中，2013 年学校首先创造性提出"服务国家战略、主动传播中医"之海外构建"医教研文一体化、政产学研一体化"的"中医中心"这一国际传播新模式；并联手国内、外几十所高校及研究机构建立资源共享、利益共赢之中医国际传播联盟，共同落实优先在重点国家打造区域"中医中心"示范点、逐步扩大覆盖面的海外传播举措。

经过两年多的努力，学校已在俄罗斯（2016 年 7 月）、澳大利亚（2016 年 8 月）、美国（2016 年 12 月）、加拿大（2016 年 9 月）、西班牙（2016 年 10 月）、土库曼斯坦、法国建立或正在建立不同模式的"中医中心"或分校。这些国家中医药发展状况的不同，迫使我们不断摸索，审时度势地抓住机遇并勇敢实践，创立了一系列起步模式：以教育引领（澳大利亚、土库曼斯坦、加拿大、西班牙）、以医疗引领（俄罗斯）、以科研引领（澳大利亚、美国、法国）、以文化传播引领（美国）；以及一系列合作模式：与政府合作（西班牙）、与企业合作（俄罗斯、西班牙）、与高校合作（澳大利亚、俄罗斯、土库曼斯坦、加拿大、西班牙）、与研究机构合作（法国、俄罗斯）、独立运营（美国）。这些中医中心或分校，虽然起步和合作模式不同，但都是以国外著名医科大学及研究机构的合作做学术支撑、以我为主、集"医教研文化为一体"的综合实体平台，实现了以我为主的海外融入性实践和合作共赢、风险共担、成果共享之目标，初步把握了不同政策法律体系下的传播路径、传播模式及方式方法，深入了解了医教研在中医国际传播不同时期的作用及相互关系，将中医走出去为国家战略服务落到实处。

彰显国际影响、注重传播实效

1. 扩大对政府层面的影响力

为实现上述目标，学校努力将海外中医中心的建设纳入国家领导人出访计划和国家对外人文交流的整体规划中，提升中医药的政府间影响力。2014 年，在国家主席习近平与澳大利亚总理阿博特的见证下，签署了"澳大利亚中医中心"合作协议；2016 年，"圣彼得堡中医中心"在刘延东副总理的见证下正式揭牌运营；2014 年，土库曼斯坦总统别尔德穆哈梅多夫获北中医名誉教授，"土库曼斯坦中医中心"建设成为两国首脑共同关心的问题，为此，总统还专门接见徐安龙校长，就中医中心建设工作下达具体指示。来自中国政府的巨大支持，为中医走出国门提供了坚强后盾，为在对方国的传播开出一条通路。

2. 发挥品牌效应、追求历史突破

以我为主的中医中心实体的海外落户，是一个中医国际传播史上创举，自然会带来一系列对方国家政策、法律、医疗、保险、教育等层面的突破。

"圣彼得堡中医中心"取得了"俄联邦中医康复保健机构资格认证、康复专业执业医师资格认证（北中医本科毕业生）、联邦医院执照、纳入国家医保"四大法律和保险突破。未来，中心还将在俄罗斯传统医药立法及行医资质认证方面发挥重要作用。

"美国中医中心"以与美国著名高校及研究机构开展高层次医教研合作为出发点，独立在美国成功注册非营利机构，开创中医高校在海外独立建构之先河。

与西班牙巴塞罗那大学合作开办的第一个中医官方硕士学位项目，成为首个获欧盟认可进入西方主流医学的教育项目，将对中医药正式进入欧盟主流医疗体系、中医医师的执业身份和中医医疗的合法地位的落实起到重要推进作用。

与加拿大昆特仑理工大学合作成立了北美地区第一所公立中医学院，并共同开设加拿大公立高等教育中首个中医本科学位项目，将对北美地区中医药正规教育的发展起到积极促进作用。

3. 造福海外民众、开拓创新自己

中医药的临床疗效，为中医中心赢得赞誉。"圣彼得堡中医中心"正式开业五个月来接诊 300 余病人，治疗 2000 余人次，包括各种颈肩腰腿痛、IgA 肾病、特异性皮炎、重症肌无力、抑郁症、焦虑症、脑瘫、甲状腺功能亢进等 30 余病种，疗效显著。为中医药在俄罗斯的立足并扎根，为俄罗斯未来中医药立法工作起到了有力的推动作用。

借助正在建设的中医中心医教研平台，北中医将高水平合作伙伴扩展了近20个。与当地著名医科大学和研究机构的合作，不但为中医药创新人才的培养提供了条件，还为发挥中医临床优势，开展以我为中心的、针对人类重大健康难题的、多边国际尖端科研合作提供了现实可能；使吸引世界一流科研团队加入我国中医药科研领域、快速提高我国中医药科研实力、推动中医药学科及学术的海内外协同创新发展得以实现。

"路漫漫其修远兮，吾将上下而求索"，中医药学作为中华灿烂文化之精华，以其治病救人之优势，承担着向人类贡献中国智慧的艰巨任务和光荣使命，我们只有不断求索，在传承的基础上创新、在传播的过程中提升，才能真正用世界听得懂的语言讲好中国故事。

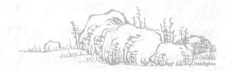

北中医国际教育 60 年研究与实践成果总结

· 张立平 ·

张立平　女，北京中医药大学校长助理，研究生院常务副院长，曾任国际交流与合作处处长。

中医学作为蕴含丰富中华文化内涵的原创科学，其国际传播不可避免地受到各国政治、法律、经济、教育、科技、医疗、人文等环境影响，中医高等教育对传播质量起着至关重要的作用；而国内学生的国际化培养，又为国际传播注入活力。北中医审时度势，视需求谋发展，经 60 年国际教育的实践与研究，取得了丰硕的成果。

成果介绍

北中医的对外教育首先从来华留学教育起步。北中医成立于 1956 年，1957 年开始接收留学生，是新中国最早接收外国留学生的高校之一；也是改革开放后，最早接收西方发达国家（美国）留学生的大学；留学学历生数量在中国中医药院校中排名第一、所有高校中排名第六。

随着对外教育经验的积累和中医国际教育市场的开拓，北中医不断丰富和完善对外教育课程体系，包括本科预科班到博士的全系统课程及丰富多彩的进修课程，主要专业拥有了从本科到博士的全英语授课系统。同时，北中医瞄准中医国际教育市场的需求，开办了一批以起步早、模式多、质量好、品牌硬、适需性强为特点誉满海内外的对外合作办学项目。

1. 北京中医药大学来华留学教育大事记

1957 年，开始接收留学生；

1990 年，开展来华留学研究生教育；

2001 年，开设本科预科班；

2002 年，开设境外人员医师资格考试进修班；

2005 年，建立英语授课博士教育体系；

2006 年，开设英语授课本科教育课程；

2009 年，开展境外人员"专升本"教育；

2014 年，开设英语授课硕士课程项目。

2. 北京中医药大学对外合作办学大事记

1991 年，建立北京中医药大学日本校，开展专科及培训教育；

1996 年，与英国 Middlesex 大学开展五年制中医本科学历教育；

2002 年，与新加坡中医学研究院开展中医专业硕士学位教育；

2004 年，与新加坡南洋理工大学开展五年制"中医—生物"双学士学位教育；

2005 年，与伊朗马什哈德大学开设医学博士英语授课四年制博士学位教育；

2005 年，与意大利托斯卡纳大区卫生局及佛罗伦萨大学开展针对当地西医师的中西医结合针灸硕士学位教育；

2012 年，与日本兵库医科大学合作建立中医药孔子学院。

此外，与韩国罗州大学、日本工学院、日本连锁药局、英国、意大利、西班牙、瑞士、智利和新加坡等国医师、药师协会及教育机构开展了各级各类教育培训，境外接受教育培训的外籍人员累计超 5000 人。

在开展了 50 余年大量丰富的中医药对外教育实践工作之后，进入教育发展新的历史时期，北中医开始思考如何在新的国际教育形势下，更加科学、有效、规范化、成体系地开展中医药对外教育，发挥出中医药教育更大的作用。作为中医药高等教育的领头羊，北中医应行理论创新之先，开展中医国际教育规律研究，在中医药高等教育行业中率先摸索出一套行之有效的中医药传播方法，将中医药博大精深的医学理论和简便效廉的临床疗法既方便易学又原汁原味地推广至世界各地。2012 年，由国际交流与合作处牵头，创立"中医国际传播学"，并成功申请成为我校新增国家中医药管理局"十二五"中医药重点学科之一，为中医对外教育规律的研究与实践探索提供了学术支撑。

在新时期，北中医的教育传播思路和中医国际教育模式也产生了新的变化，开创性地提出"服务国家战略、主动传播中医"之"医教研文一体化、教育为先"的海外传播思路，以高层次、高标准规范教育，统领海外中医发展并助推本校教育与科研的内涵建设，集中力量打造一批集教育、医疗、科研、文化传播于一体的海外"中医中心"。学校已在俄罗斯、澳大利亚、美国、土库曼斯坦、加拿大、德国、法国、西班牙建立或正在建立不同模式的海外"中医中心"示范点，这些中医中心虽然起步模式不同，但都是与国外著名医科大学及研究机构合作、以我为主、集"医疗、教学、研究和文化交流为一体"的综合实体平台，以期从高层次对各国中医药立法、教育、医疗、保险体系的建立产生重要影响。

近五年来，我校学生的国际化培养已作为学校国际交流合作的重要内容之一，在不断实践、摸索和探讨中逐渐明确了学生国际交流目标、范围和模式，与美国、英国、韩国、奥地利、新加坡以及中国台湾、香港等高水平大学建立了稳定的学生交流合作。五年来，累计 600 余名北中医学子通过各类学生交流项目，赴以上高水平大学研修、临床实习、交换学习，丰富海外经历，拓宽国际视野，提高外语水平，培养综合素质。特别是自 2014 年起我校新开拓了多个国家留学基金委项目，成功申请"优秀本科生国际交流项目"4 个，累计派出学生 119 人，赴新加坡、英国、澳大利亚等国高校完成课程学习、毕业设计、实习等多种形式的交流学习活动。"创新型人才国际合作培养项目"2 个，其中"中药国际化研究领军人才培养项目"派出"时珍国药班（4+4）"学生 2 批次共 14 人，学生赴英国贝尔法斯特女王大学进行科研课题研究 1 年并取得女王大学硕士学位；"中医学拔尖人才培养项目"派出"岐黄国医班（5+4）"学生 1 批次共 5 人，以联合培养博士研究生身份分赴美国梅奥医学中心、加州大学旧金山分校、加州大学圣地亚哥分校、加州大学戴维斯分校、哈佛大学附属麦克林医院、澳大利亚西悉尼大学，进行前沿生物技术知识与技能培训学习 2

年。学校将海外培养纳入本科及长学制专业研究生阶段培养方案，为学生们创造了到世界一流大学学习锻炼的经历，这一举措将培养出一大批具有国际视野和创新思维的拔尖中医、中药人才，为中医药国际发展贡献力量。

北中医通过 60 年的中医国际教育实践工作，特别是新时期以来的理论研究和模式创新，在一系列对外教育课题上摸索出了"北中医答案"，并正在努力通过中医国际传播研究，使其理论化、系统化，以便更好地推广应用于中医国际教育领域。具体做法包括：

1. 创新对外办学思路，适应国际中医药教育发展

一方面做好来华留学培养工作，陆续开展了从预科至博士各层次来华留学教育项目，主要专业设有汉、英两个授课语种，保证学生根据需求进行选择。另一方面，积极开展与境外高校的合作办学，办学地点延伸至除非洲外的各大洲；办学项目涵盖所有高等教育层次；除传统对外授课模式外，学制、学时、学分结合，继续教育与学历教育结合，面授教育与网络教育结合也在探索开展中。

2. 提高对外教学质量，打造对外教育品牌课程

依托中医药专业特色优势，针对不同教育背景、教育层次留学生设计更有吸引力、更具实用性的中医专业课程体系，在保持汉语授课一贯水准的基础上，打造中医对外教育英语授课系列品牌课程。

3. 加强师资及教材建设，提升对外办学能力

通过教育部依托我校设立的"教育部来华留学英语授课师资培训中心（中医药学）"每年培训我校及全国英语授专业课师资，并组织全校教学质量周双语/英语教学比赛，聘请海外师资，建立并充实学校对外教育师资队伍后备人才库；联手海内外中医教育专家编写北中医自主中医专业课程英语教材，目前已完成六本主干课程教材的编写工作。

4. 建立境外中医药教育的质量评估和保障体系

除对外派老师进行严格筛选和行前培训外，2006 年始，又执行了对境外合作办学机构进行定期教学检查和质量评估制度，对境外授课师资采取资格考核和认证、授课技能培训等措施，达到对境外办学项目的质量进行有效监控，并创立一套适合海外中医教师需求的培训方法和方式。

5. 构建对外教育学术研究体系，提升教育对传播的主导力

以中医国际传播学学科建设为抓手，以研究成果为导向，提升教育的针对性、适需性，发挥教育先行之优势，带动临床、科研、产业、文化的全球发展。同时，也带动交叉学科的资源融合。

6. 培养国际拔尖人才

选拔优秀学生赴海外学习现代科技，使其在掌握了中医药专业理论及技能的基础上，深层次学习现代科学研究的思路、技术和方法，学会用现代科技手段研究中医问题，培养其拥有在传承的基础上创新中医和引领国际医学发展的能力。

北中医国际教育研究与实践成果的创新点主要体现在以下五个方面：

1. 教育思路创新

以培养适合国际医疗发展需求的高质量中医药人才及医学领军人才为出发点，创新国际教育思路；以医疗推进教育，以教育带动临床研究、文化传播，开创"医教研文一体化、教育为先"的新时期海外传播思路；以教育传播的学术研究及实践，提升传播实效性同时，倒逼境内中医教育之内涵建设的加强，提升中医教育整体国际化水平。

2. 课程体系创新

随海外教学实践增多及质量控制能力增强，北中医在保证教学质量的前提下，面对新的需求增长点，不断推出以招生人群需求为导向、以临床实用为特色、以多种语言和最新网络技术为支撑、结合境外疾病谱特点的灵活定制式创新型课程体系。

3. 对外办学模式创新

以质量第一和可持续发展为出发点，根据国外教育、医疗需求，整合国内外教育资源，不拘一格，开创灵活多样合作办学品牌模式，起到引领和示范作用。

4. 对外教育质量监控方式创新

建立对外教育质控标准，采取对境外合作办学机构进行定期教学检查和质量评估，对当地授课师资进行资格考核和认证、授课技能培训等措施，对境外办学的教学质量进行有效监控，并创立一套适合海外中医教师需求的培训方法。

5. 创立中医国际教育学术研究体系

"中医国际传播学科"的创立，使系统研究各国中医法律、教育、医疗体系，探求教育传播规律并指导国内外教育实践成为可能，为未来提高教育传播水平及建立中医药专业智库奠定基础。

丰富而适需的教育培养模式、优质的师资队伍、过硬的教学质量、深入的科学研究、开阔的创新思路和勇敢的实践精神，是我校 60 年对外教育的制胜法宝，在我校对外教育工作者的辛勤耕耘下，对外教育工作硕果累累。

1. 我校入选教育部首批来华留学示范基地

经过数十年的积淀，我校于 2013 年入选教育部首批来华留学示范基地。在首批入选的 38 所高校中，北京高校 7 所，我校是唯一一所入选的中医药院校。示范基地的入选，在我校对外教育事业发展史上具里程碑意义，说明教育部对我校数十年来华留学教育工作给予了充分肯定，将我校来华留学教育又推上了一个新台阶。

2. 我校两门课程入选"来华留学英语授课品牌课程"

2013 年，我校"针灸学"和"中药学"两门课程成功申报为教育部"来华留学英语授课品牌课程"，这是我校英语教学史上的一大突破，为我校未来英语授课课程体系的创新改革、授课模式的灵活开放打下了坚实基础。本次评审包括各学科 150 门课程入选，我校入选的针灸学、中药学是医学学科中唯一的中医课程代表。

3. 教育部在我校设立"来华留学英语师资培训中心"

2012 年 10 月，教育部在我校设立了"教育部来华留学英语授课师资培训中心（中医药学）"，教育部该类中心只有一个，分为"医学"和"中医药学"两部分，分别依托天津医科大学和我校。中心主要承担国家中医药类院校中医药专业教师的专业和英语授课能力培训工作，以有效提升来华留学中医药专业教师能力素质、留学生培养质量以及教育管理服务水平。该中心的工作提升了我校在对外教师培训、课程体系创新、海内外教育资源整合和凝聚等方面的能力；奠定了中医药来华留学英语师资队伍培训工作长期稳定发展的坚固基础，有力推动了我校英语教学整体水平的提升以及中医专业英语教师的授课水平，为我校搭建了与国内外其他医学高校紧密合作，进行人才培养、对外教育课程与教材创新研究的平台，提升了我校国内、外中医行业的影响力，发挥了我校在全国中医药对外教学领域的主导作用。

4. 我校成为"中国—东盟中医药教育培训基地"

2014 年，我校获外交部批准成为第二批"中国—东盟中医药教育培训基地"，我校与东盟开展的一系列项目都被列入培训基地的合作事项中。这将有力提升我校在东盟国家的影响力，提高我校在构建中国—东盟命运共同体以及共建"一带一路"等国家战略构想中所发挥的作用。

5. 与欧洲国家合作项目打开境外合作学位项目之门

1996 年北中医和英国 Middlesex 大学合作开设了欧洲国家正规大学中第一个中医学士学位项目，也是我国第一个在国外高等学校中独立颁发的医学学士（中医专业）学位证书项目。该项目学制五年，以招收英国及其他欧洲国家学生为主。学生毕业时除获得两校共同颁发的毕业证书外，还可获得北京中医药大学医学学位（中医专业）证书。这一项目的开创，带动了整个欧洲的高层次中医药教育的快速发展以及各国对中医药政策法规的确立。同时也为我校培养了第一批英语授专业课的骨干师资力量。

2005 年，北中医与意大利托斯卡那大区卫生局、佛罗伦萨大学医学院合作开办"中西医结合针灸硕士学位课程项目"。该项目针对当地在职医生学习针灸而设置，学制一年。学员完成所有课程后获佛罗伦萨大学医学院颁发的中西医结合针灸硕士学位。该项目的开展对中医药在意大利乃至欧洲主流医学界的传播有着重要的意义。

6. 第一个在世界 50 强高校中开设中医学本科教育项目

2004 年，我校与新加坡南洋理工大学在境外合作开设的 3+2 "中医—生物"双学士学位项目，不仅是新加坡正规大学中开设的第一个中医学本科项目，也是在世界 50 强高校中开设的第一个中医学专业本科教育项目。毕业学生由南大授予生物学学士学位、北中医授予医学学士学位。截至 2015 年底，毕业生参加新加坡执业医师考试的年平均通过率为 92.4%，充分体现了该项目出色的教学质量。项目曾荣获世界中医药学会联合会"中医药国际贡献奖"、北京市高等教育教学成果奖、北京中医药大学教学成果奖等多项奖励。

7. 第一个境外合作中医四年制博士学位课程项目

2005 年我校与伊朗马什哈德大学合作开设北京中医药大学伊朗中医博士研究生班。该项目是伊朗中医发展计划的重要内容，伊朗卫生与教育部把此项目列为其国家项目。这一项目面向伊朗具有若干年临床经验的医科大学毕业生招生，北京中医药大学制定培养方案，实行全英语授课，开创了外国西医医生全面、系统、成功学好中医的先河。除个别毕业生留在中国工作外，其余回到伊朗的毕业生均承担了与中医及中医相关的教育与管理工作，M. Hossein Ayati 博士还出任了伊朗卫生部副部长。这一项目对于促进中医进入中东地区主流医学领域和主流社会有着积极意义。

8. 第一所在发达国家医科大学中开设的中医药孔子学院

2012 年 3 月 1 日我校受国家汉办 / 孔子学院总部委托，开始承担与日本学校法人兵库医科大学共同开设中医药孔子学院项目。作为全球第三所、亚洲第一所、也是在发达国家医科大学中开设的第一所中医药孔子学院，日本学校法人兵库医科大学中医药孔子学院自 2012 年 11 月 9 日开始正式运营以来，在双方的共同努力下，充分利用自身综合文化交流平台优势及中医药文化特色，开展了多层次的文化、教育、科研、医疗等活动，切实推动和扩大了中医药以及中国文化在日本深层次、广范围的普及和影响，多次受国家汉办表彰。不但使我们的中医药孔子学院真正在学校法人兵库医科大学站稳了脚跟，而且在推动中华文化的普及、促进日本民众的健康保健、培养国际化的中医药人才、产出真正具有国际水平和国际影响力的中医药学研究成果等方面发挥出越来越重要的示范作用。

9. 第一个设立中医国际传播学科的中医高校

中医国际传播学是基于中医学和传播学的交叉学科。学科针对海外中医药本土化发展新形势和中医药国际传播面临的新问题，以全球性视角，在保护中医药原创特质的前提下，借鉴和利用传播学的理论、知识、技术方法，研究中医药跨文化传播、跨区域服务的基本规律。中医国际教育规律研究是该学科三大研究方向之一，通过研究中医国际传播过程中的中医教育活动及其规律、影响国际中医教育的各方面因素以及中医国际教育存在的问题与解决方案，为教育在中医国际传播过程中所发挥的举足轻重的作用及如何更好发挥教育的作用提供科学支撑和理论指导，确立了中医药国际教育的学术地位，为促进中医国际教育的高质量、可持续发展奠定了坚实基础。

10. 开创性地提出 "医教研文一体化、教育为先"的新时期海外传播思路

2014 年，首次正式提出集医、教、研、文化四位一体的"中医中心"海外传播新模式，并在同年 12 月国家中医药管理局"一带一路"中医药发展研讨会上介绍经验，从此开启了"中医中心"这一中医主动走出国门的传播模式；2014 年，在国家主席习近平与澳大利亚总理阿博特的见证下，签署了澳大利亚中医中心合作协议；同年，创办俄罗斯圣彼得堡中医中心，推动俄罗斯中医药立法进程；2015 年与西班牙巴塞罗那大学合作开办硕士学位，成为首个获欧盟认可进入西方主流医学的教育项目。这些海外综合实践平台，确实发挥出以高层次、高标准规范教育，统领海外中医发展并助推本校教育与科研的内涵建设之重要作用。

11. 成功将我校优秀人才海外培养计划纳入国家留学基金委资助项目中

近年来，为培养国际中医领军人才，学校积极推进和落实北中医"优秀中医学生海外留学计划"，开展了多层次、宽领域的学生出境交流活动，拓宽了师生的国际视野。在平均每年超过 100 人次学生赴境外进行长、短期学习、交流、参加国际会议基础上，又革新学生留学派出方式，改变以往单一由学生或研究生导师个人联系留学单位的传统方式为由学校有目的、有设计、成建制派出的学生海外留学新形式，使优秀学生海外留学工作取得实质性突破。特别是自 2014 年起，我校首次成功申请国家留学基金委"优秀本科生国际交流项目"4个，累计派出学生 119 人，赴新加坡、英国、澳大利亚等国高校，完成课程学习、毕业设计、实习等多种形式、较长时间的留学生涯；2015 年，又首次获得国家留学基金委"创新型人才国际合作培养项目"两项(中药、中医各一项)(10 名)。第五年赴英攻读硕士学位纳入时珍国药班学生培养方案；岐黄国医班学生除本科阶段整班制获海外生物科学学习经历，研究生阶段还以联合培养博士生身份赴美、澳等地的顶级科研院所学习。使中医、中药长学制项目建设有了海外培

养支撑，提高了吸引力，使学校国际人才海外培养工作迈出重要一步。

通过上述扎实具体的工作，北中医率先提出、探索并解决了如何培养适合国际医疗发展需求的高质量中医药人才及医学领军人才；如何让不同文化、语言、社会背景下的学生又快、又好地学懂、用好中医；如何寓文化教育于医学教育之中，培养亲华、友华的中华文化传播火种；如何通过教育适需性研究，提升其在中医国际传播及自身建设中的作用和影响；如何在创新对外办学思路及模式、提升中医传播实效性的同时，倒逼境内中医教育内涵建设及学科的创新发展等诸多教育问题。

我校 60 年国际教育历程，从基础的教育实践走向中医国际传播学学术研究，又用学术研究支撑了中医对外教育的创新与实践。这一成果必将提升中医药对外传播能力和自主创新能力，将正宗的中医药医疗服务和文化特色传播至世界、为人类健康事业服务，同时也为中医药国际教育产业升级、促进行业经济增长发挥指导和建设性作用。

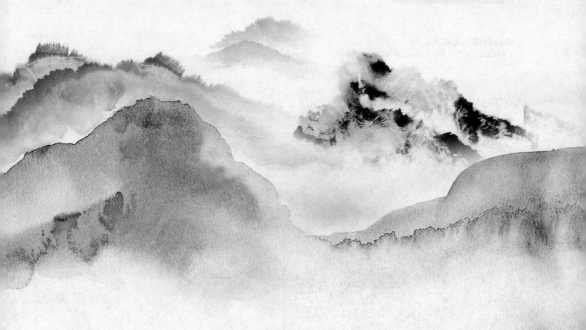

文化的纽带 ▶▶▶

Cultural ties

习近平总书记指出：『文明因交流而多彩，文明因互鉴而丰富。文明交流互鉴，是推动人类文明进步和世界和平发展的重要动力。』北京中医药大学始终遵循『请进来，走出去』的人文交流范式，在四十年的中医药国际化事业探索中，构建了一个多元文化、多元种族、多元地域的『中医药世界朋友圈』，为中医药与世界的文化交流和对话打开了一扇窗。

外籍校友或友好人士

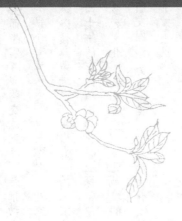

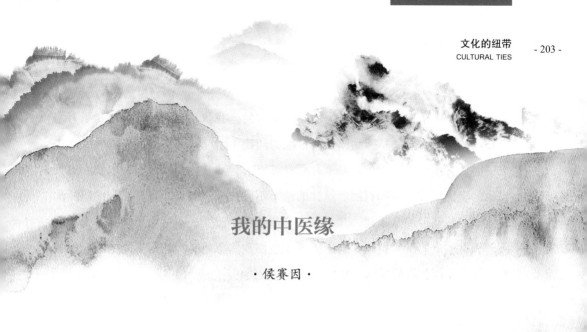

我的中医缘

· 侯赛因 ·

侯赛因〔伊朗〕 **男，医学博士，北京中医药大学校友，伊朗卫生部前副部长。**

对我来说，中医就是生命！

我第一次接触中医是在 2003 年，当时我还是一名年轻的医学博士，刚从医学院毕业，并且完成了医学生公益服务。在我的祖国伊朗，优秀的医学博士毕业生一般都会参加国家住院医师考试，继续进行医学专业学习或者开业执医（取得医生从业资格，自己开办诊所）。

我的医学博士朋友们都在准备考试和根据自己的兴趣选择专业，包括内科、外科、妇科、儿科等。我也获得了法国梅茨大学（Metz University）的录取通知书，可以在那里做住院医师，并且我还拿到了法语水平证书（DELF），但我有一些顾虑……

在医学院读书期间，特别是在临床实习期间，我意识到西医在理论和实践上都存在不足。例如，视野狭隘，只看到病变器官或部位，而不考虑器官之间的相互关系；治标不治本；不强调营养，看不到身体的自我保健和自愈能力。除此之外，还有其他许多问题，比如几乎所有药物和手术都有各种或轻微或严重的副作用，凡此种种，不一而足。

不难发现，作为医生我们无法完全避免医源性发病率和死亡率，而造成死亡或严重副作用的原因主要是因为无差错不良反应——死亡不是医生故意造

成的，而是由于正确的药物处方或手术造成的。我叔叔因膝关节炎接受了万络
（Vioxx，一种美国食品药品监督局批准的药物）治疗，药物的副作用导致他患
上了心血管疾病并去世了。几个月后，万络因为其某些药物风险和引发心血管
疾病的隐忧而被从市场召回。这样的例子不胜枚举。而且，我们在医学院所学
的知识在毕业后的几年间，几乎有一半都过时、改变、不适用了！我不否认西
医对人类做出的巨大贡献，但上述顾虑迫使我焦急地寻找任何可能的补充疗法
来降低副作用，降低成本，并更好地促进人类健康。

2003 年，时任北京中医药大学校长郑守曾教授和两位教师（傅延龄教授和
孙义军博士）访问了我的祖国和我的母校（马什哈德医科大学），当时我正考
虑未来的去向。我听了他们的中医讲座后，深受启发，蕴藏在中医核心概念中
的深邃的远古智慧令我醍醐灌顶。对！这就是我追寻的大医世界。我放弃了法
国的博士学位录取名额，尽我所能踏入了北中医。这是一个改变我一生命运的
决定，也是一个让我永远快乐的决定！

中医不仅是健康长寿的钥匙，还是一门帮助我们在生活各个方面保持平衡
和谐的科学：精神方面、社会方面、情感方面、身体方面和生物学方面！

对于涉足东方医学领域的人，甚至对于初学者来说，北京中医药大学都是
举世闻名的中医学术界领袖。在北中医求学的五年间（2005—2010 年），我深
有体会。在国际活动中，只要提到我毕业于北京中医药大学，立刻就能收获很
多尊重和关注。

振奋人心的环境、优秀的教师、友好的管理人员、优质的设施，让人感到
轻松满足，从而能使我专心学习。毋庸置疑，北京现在是世界上最发达、最安
全的大都市之一，多元化的国际环境可以满足我们对高品质生活的向往。

毕业后，我回到祖国，从 2011 年起，我开始在德黑兰医科大学（Tehran
University of Medical Sciences）的传统医学学院担任助教，主要从事教学、科
研工作，辅导硕士生和博士生，并管理大学内开办的针灸诊所。在过去的 8 年
里，我还担任了卫生和医学教育部的不同职位，其中大部分与传统医学政策、
传统医学管理和传统医学国际事务有关。能拥有这些机遇，我觉得都是与我在
北中医探索求学的经历息息相关。我们德黑兰医科大学还接待了原北中医校

长高思华教授和陪同访问的杰出教师唐民科教授，两位校长签署了三份谅解备忘录。

在我的诊所里，我尝试教我的病人如何运用阴阳五行学说来调节精神、情绪和身体机能；如何用穴位来缓解亚急性症状；还经常跟他们讲述博大精深的中国文化，包括养生习惯与美食。我认为我已经成为伟大中华文明的文化大使了！

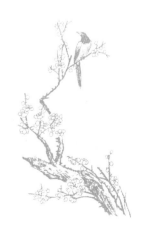

基于北中医的美国中医药国际化发展

·田海河·

田海河　北京中医药大学本硕博，师从中医泰斗董建华教授，到美国后参与很多全国性中医针灸组织管理工作，如任美国中医院校资格鉴定委员会（ACAOM）评审专家，美国中医针灸院校联合会（CCAOM）多个专业委员会专家组成员和洁针技术考试主讲和主考，美国东方医学执照考试委员会（NCCAOM）命题专家，全美中医公会（AAAOM）两届常务理事，在全美各地做专业演讲300余场，现任北京中医药大学美国校友会（BUCMAAA）会长，美国中医校友联合会（TCAMAA）主席，全美中医药学会（ATCMA）会长，北京中医药大学特聘临床专家，北京中医药大学美国中医中心顾问团专家等职。

北京中医药大学是国内中医院校中的翘楚，北中医毕业生更是中医药界的枭雄，在各个领域和岗位上发挥着瞩目的领军作用。

中医源于中国，他是中国的，也是世界的。带着对中医学的热爱，怀揣着对新生活的梦想，北中医人一批又一批先后来到大洋彼岸的美国，寻求新的生机和发展空间。他们在这里生根、成长、壮大，为世界人民，特别是对美国民众的健康付出了辛劳；对促进中医药国际化发展和传播做出了贡献；为中医学赢得了世界人民的赞誉，也为北中医母校争了光！

北中医的学子们在国内受到了良好的教育，并获得了一定的临床和教学经验，来到美国后希望能大展宏图。但几十年前，中医针灸在国外刚起步不久，

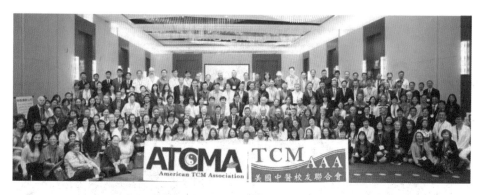

◎　2017 年在美国华盛顿召开的第三届美国中医药大会

民众不太了解，更不被医学主流认可，可谓举步维艰。初来乍到，需要了解当地历史文化，熟悉语言环境，适应法律社会，这是每个新移民必须经过的历程。适者才能生存，经过改造自己，凭借顽强的毅力，吃苦耐劳，克服种种困难，历经坎坷，站稳脚跟，并不断进取，才能最终迎来生活事业的美好春天！

北中医人坚韧不拔的品质、优良的学风、高超的医术，不论是在中医针灸的临床、教学第一线，还是西医实验室、医院的岗位上都取得了非凡的成就。同道们称赞北中医人个个都是人才，从最好的中医学府出来的人就是与众不同，是业界的佼佼者。

中医要做到国际化就必须和国际接轨，甚或铺轨。这都需要人去做，花时间，花精力，凭毅力去做，并且需要一批有才能的人去引领。北中医人责无旁贷，必须勇挑此重担。为了团结大家，汇聚力量，我们在 2014 年首先成立了北京中医药大学美国校友会。当时有来自全美各地 80 名左右的校友齐聚洛杉矶，现在校友会联系到的校友已经超过 500 人。大家在这个大家庭里感到非常温馨，除了联谊交友，重点是学术医技整体水平的提升，只有力量强大，才能在美国中医针灸发展方向取得话语权。2015 年由北中医美国校友会主办的首届美国中医药大会在佛州奥兰多举行，可谓盛况空前，吸引了美国各地的中医同道们。大会学术水平之高，令所有参会者称赞，为中医药在美国的发展（国际化的一部分）奠定了基础。

初战告捷后，需要再接再厉，乘胜出击，我们以北中医为基础和核心，号

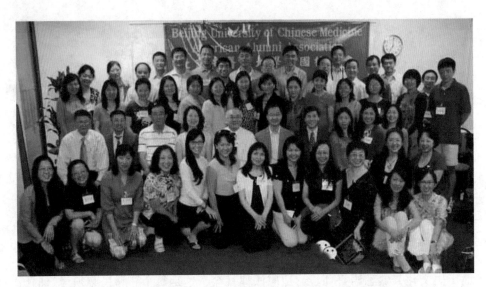

◎　2014 年北京中医药大学美国校友会在美国洛杉矶成立

召各中医院校、美国校友组建各自的校友会，最后成立了美国中医校友联合会，其中包括了国内各中医院校的代表和部分美国中医院校的代表。北中医是主席单位，全美各院校的校友大约有 5 千人，我们组建了美国中医论坛和国际中医论坛，以其为平台，提供高水平的线上或线下学术讲座和培训，使得整体中医针灸水平和技能都得到了明显提高。我们又在校友会基础上组建了全美中医药学会，成员包括华裔和其他各族裔的业界人士，北中医人仍处于核心领导地位。为了进一步发展，我们成立了各专业委员会，进行专科培训传承，并继续举办美国中医药大会，影响越来越大，越来越广。2017 年在首都华盛顿举行的大会，云集了美国各全国性组织的主要负责人共商美国中医药发展大计，国内世中联、世针联主要领导也专程赶来参加，中医药国际化发展达到了一个新的阶段，迈上了新台阶。

美国中医药发展并不是一帆风顺的，而是遍布荆棘，处处坎坷的。团结一致的中医人顽强地应对着各种困难，其中针对中医针灸的负面攻击（澳洲针灸膝痛无效的文章在 JAMA 发表），我们组织专家团队进行了有力的反击，国内外主要媒体都对这个应对活动进行了详细的报道。其他行业对针灸的侵蚀是对中医针灸行业的极大挑战和冲击，我们联手各方力量在全国和州的层面上都进行了有力驳斥和反击，并取得了可喜的胜利。为了使中医国际化，必须得到主流医学和社会认可，进入其社会保险系统（医疗保障系统），这是我们目前正在进行的一项重要举措，中医针灸的生存前途与之休戚相关。另外针灸是中医的一部分，目前中医国际化仍只停留在针灸国际化的层面，这还远远不够，我们的目标是把完整的中医学（不只是针灸）实现国际化。虽然深知任重道远，但我们有信心，有决心，有毅力，一定能够实现这个目标。让我们国内国外中医同道，一起努力，发挥各自的优势，把中医药国际化进程顺利进行，达到预期的目标，造福全人类！

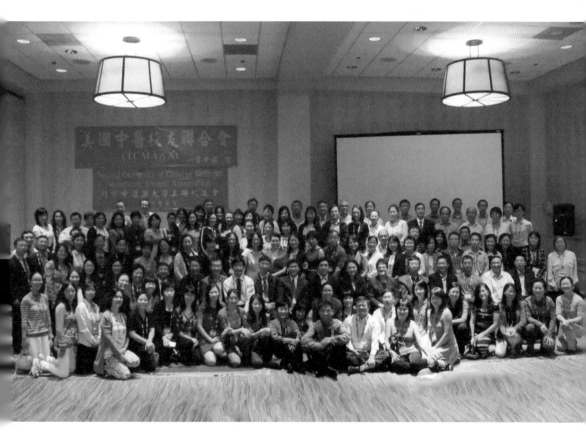

◎　2015 年在美国佛罗里达召开的第一届美国中医药大会

梅万方教授
——中西方交流之楷模

·梅栋理·

梅栋理　男，现任中医研究院注册中心执行主席，梅万方教授之子。

在中西医的融合和西方对中医药的接受方面，我的父亲做了很多工作。20世纪70年代初，父亲在伦敦开了一家书店，专门为对中国知之甚少的英国民众提供中国文学和艺术作品。这作为小小的开端，慢慢就形成了一座连接东西方思想交流的桥梁。为了搭建这一座东西方交流的桥梁，我父亲终其一生努力奋斗。

我的父亲梅万方教授 1946 年生于中国广东台山的一个小村庄，在香港长大。16 岁时，他来到伦敦，在伦敦国王学院学习物理，钻研科学方法论和西方分析思维方式。晚上，他沉浸于西方哲学，学习国外伟大思想家的思想。

中西方的方法论和思想观念大相径庭，受此启发，他决定开一家书店，帮助西方人了解中国丰富多彩的文化。在儿时的记忆中，我经常坐在伦敦父亲开的书店（东亚书籍与艺术品店）的书堆中，目睹父母用中国艺术与文学奇观感染驻足书店的路人。

梅教授拥有科学学术背景，因此对医学有着特殊的兴趣，为促进东西方交流，他首先致力于在英国推广中医，特别是针灸。1972 年，他创办了针灸医学有限公司（ACUMEDIC），率先在英国销售针灸设备和有关针灸的学术书籍。

梅教授发明了一种一次性针灸用针，当时针灸用针多是重复使用的。梅教授还设计了微电脑电针和经皮神经电刺激系列仪器，进一步实践了用科学的方法推动中医的发展。

ACUMEDIC 公司很快成为"中医界的名牌"，它为全世界的针灸师提供产品，当时针灸正开始在西方流行开来。接着，梅教授继续对中医进行开创性的开发，例如，对中药方剂进行系列化开发，研制出了中医经方中草药提取物胶囊。

1982 年，梅教授在伦敦开设了享誉世界的 ACUMEDIC 针灸诊所，致力于提供最高标准的中医服务。ACUMEDIC 是欧洲最早成立的中医诊所之一，十多年之后，中医诊所才开始在西方大量涌现。ACUMEDIC 一直以来当之无愧是英国最著名的中医诊所，前来就诊的名人包括已故的戴安娜王妃等。自开业以来，它始终是欧洲中医药的旗舰诊所，治疗了超过 7 万名患者。

对大多数人来说，这项事业取得成功就足够了，但对我父亲来说，架设东西方交流桥梁的激情激励着他继续开拓进取。他希望提供一种更好的医学模式，一种将东西方优势结合起来的未来医学，以造福全世界的公共卫生事业。

他认为，促进中西医有效结合的最佳途径是向受过西医训练的医生和医务人员传授中医。这类学生能够把他们所学的直接应用到病人身上，他们了解西医的局限性，而且在公共卫生政策领域具有影响力。

当时，梅教授已经成为北京中医药大学的客座教授。1992 年，他创办了中医研究院注册中心（Chinese Medical Institute & Register），为英国医生提供北中医认证的文凭课程。目前已经有 500 多名医生和医务人员从中心毕业，成为名副其实的、具有前瞻性中医思维的中医中坚力量。

中心还肩负着提高中医药水准和向立法者宣传中医药的责任。梅教授参与了公共卫生决策，与英国政府和其他机构合作，宣传和推动中医药在当地的发展。这项工作既费力又没有经济回报，但我父亲认为，他有责任也很荣幸能为中西医结合事业贡献力量。

梅教授有幸成为世界中医学会联合会欧洲主席。他还担任英国中医学会（Chinese Medical Council）主席，该组织旨在团结英国中医界人士，以便在不断发展的中医立法之争中形成统一战线。他撰写了许多论文，在医学方法论方面，他发起了循证医学（evidence based medicine）和辩证医学（dialectical based medicine）之间的论辩。他参加了许多国际活动，包括世界医学论坛（World Medicine Forum）和国际结合医学会议（International Conferences on Integrative Medicine）。

我父亲总是激情澎湃、灵感涌动，对寻求新医疗体系充满热情，希冀着世界比以前更为和谐。尽管他日理万机，但还能抽出时间写诗，兴趣不局限于卫生医学领域，他对美、爱和生活哲学都颇有感悟。

梅教授在一次远东旅行时突发心衰，意外去世，震惊了远不止中医界。他生前平易近人，心态开放，善于与人沟通、激励人心，难能可贵。连那些跟他短暂相识的人，也都因他的逝去而扼腕叹息。

那天得知我父亲过世，犹如晴天霹雳，我对他的思念千言万语都无法诉尽。父母离世，儿女才深切体会到从他们身上学到了那么多的东西，这是一种格外美好的经历。你会发现，你的所言、所行、所思都脱胎于他们。

我跟随父亲工作了近20年，对他的事业我一直充满热情，但现在这成为我的事业，随之而来的是全新的激情和想法。仿佛我父亲并未逝去，而是在远方为我加油。

无论在医学、社会还是经济领域，寻求真理都需要一个广阔的视域，需要将西方分析思维与东方模式思维相结合。我已经把这种中西方思维结合应用到各项工作中，并且正在为医学的未来发展制订宏伟计划。

中医研究院注册中心继续开展中医教学与宣传，我们也正在与政府机构和非政府组织合作，期望建立中西医结合医疗与教育的全球体系。目前，基于生物医学的医疗模式在治疗许多慢性病方面乏善可陈，且费用昂贵缺乏可持续性，人们急需一种新的医疗模式。中西医结合模式正呼之欲出，正如我父亲所料，这种新模式始于思想交流。

同时，我们正在努力保护欧洲的中医行业。我担任多个组织的主席和董事会成员，领导这些组织呼吁立法者利用中医药的力量挽救其弊端凸显的旧医疗模式。我们正在通过大数据证明中医药的疗效，努力打破传统循证医学一统天下证据的局面。

　　每年，ACUMEDIC 诊所继续为成千上万的患者服务。此外，我们还开创了首个中国茶东西方交流项目。我研制了梅氏茶（MEI LEAF）以彰显高档茶之妙。通过茶这一完美平台促进西方对东方文化的进一步了解，并开始改变人们的思维方式和生活方式。梅氏茶已经成为举世闻名的专业茶道教育机构，每周都在网上发布课程。

　　我父亲渴望世界和谐融通，这也是我们努力的方向。近半个世纪前，他开启了这段旅程，我很自豪能够继续砥砺前行，在不断变化的形势中开辟属于自己的道路。他的热情和雄心将永远激励着我们，为中医药和全球公共卫生事业的光明未来努力奋斗。

镜面效应和质疑在中医国际化中的作用

·朱勉生·

朱勉生　女，教授，世界中医药学会联合会常务理事，法国国家药品食品监察署中医专家，世界中医药学会联合会翻译委员会副主任，《中医基本名词术语国际对照国际标准》执行编委会主编。

1987 年应法兰西学院（Collège de France）汉学家雅克·儒尔奈（Jacques Gernet）教授邀请，我来到他领导的"远东古代科学研究组"，由此，我开启了在法国的研究中医的历程。这位温文尔雅的汉学家对我的开篇面试，是让我向研究小组的专家们讲一下"命门学说"。1989 年时任法国针灸学会主席然·马克·盖斯比（Jean Marc Kespi）医学博士同我交谈时提出："为什么现在

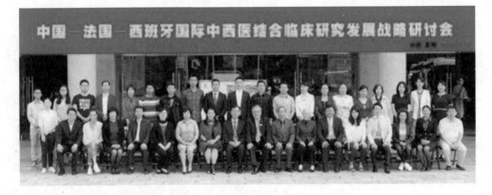

◎　2017 年在云南省肿瘤医院召开三国时空针灸改善乳腺癌化疗副反应临床研究研讨会 1

从中国来给我们讲课的针灸老师就是讲足三里？"1990 年达芬奇医学院医学人类学专家米谢尔·马达和索（Michel Matarasso）教授要求我将中医所有治疗方法的共同基础作为中医教学的重点。1992 年法中糖尿病专家委员会主席然·海蒙·阿达理（Jean Raymond Attali）教授在接受我做博士研

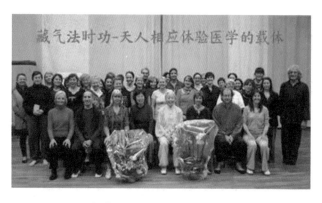

◎ 2017 年在云南省肿瘤医院召开三国时空针灸改善乳腺癌化疗副反应临床研究研讨会 2

究时提出："中医学对西医所称的糖尿病到底有哪些不同理论和治疗方法，其价值何在？"2016 年欧洲肿瘤内科医生联合会主席然·皮埃尔·阿赫曼（Jean Pierre Armand）教授问我："关于针灸对肿瘤治疗的精准疗法您有何建议？"回顾我 32 年在法国的中医研究历程，这五个质疑所提出的所在国文化对比研究、医学研究和医学教育对传播和解释中医的需求，对我的工作起到了重要的指导作用。因此，我创编了以《黄帝内经》第二十二篇篇名命名的"藏气法时功"，通过道家养生术将中医的人体观和体验医学的特点进行系统解析，"藏气法时功"这个天人相应体验医学的载体，成为达芬奇医学院和居里医学院授予西医博士文凭的主修考试课程，也成为中国文化部巴黎中国文化中心的养生品牌。因此，在我的博士论文里重点探讨了"三焦命门在津液病证中的机制"作为内分泌疾病与中医整体观比较的桥梁。因此，我将古代的"按时取穴"延伸为"时空针灸"以回应当代疑难疾病和重大疾病对针灸的需求。因此，时空针灸研究院在巴黎组织了第一届"中医与癌症"论坛，继而开展了"三国多中心时空针灸干预早期乳腺癌手术后化疗副反应疲劳的随机对照临床试验"。该试验以云南省肿瘤医院为项目责任单位，参加设计方案的专家主要有法国古斯达·胡斯临床研究院（Institut Gustave Roussy）乳腺癌专家 Mahasti Saghatchian；欧洲肿瘤内科医生联合会主席、欧洲抗癌药临床研究审批机构（EORTC）主席 Jean Pierre Armand，欧洲精准医学平台首席执行官、资深免疫

学专家鞠丽雅，法国居里肿瘤医院统计学主任 Bernard ASSELAIN、法国卫生部多种医学临床研究中心（Unité INSERMU1178）主任 Bruno Falissard 和特派专员 Caroline Barry，昆明医科大学第三附属医院云南省肿瘤医院李文辉副院长及乳腺癌专家、时空针灸研究院院长朱勉生。北京博识科技公司为该试验制定了 e-CRF 输入程序，实现了采集和处理临床资料的数字化。这个由法国肿瘤临床研究高水平专家团队、云南省肿瘤医院乳腺癌专家和时空针灸研究院共同设计的试验方案，经法国专家评审符合国际临床试验三期方案的标准。时空针灸因此实现了"真实世界—临床观察—临床试验"三步一体化。

"风物长宜放眼量"，走出国门的中医，需要在西方文化、西方医学、西方医学教育的镜子前仔细端详看清楚自身的特长，听明白他方的需求，心平气定地将质疑化为播种前"选种"的参考、将历练作为凤凰涅槃的必须，这样我们才能在中医国际化的大业中精准发力有所作为。

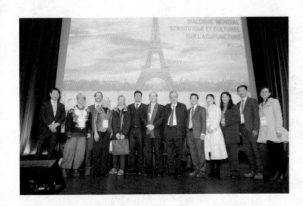

◎ 2019 年 11 月 16 日世界针灸联合会巴黎大会时空针灸专家主题报告后合影

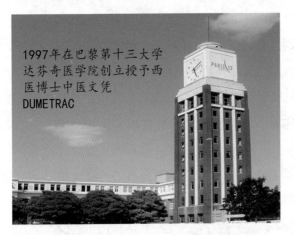

◎ 巴黎第十三大学达芬奇医学院

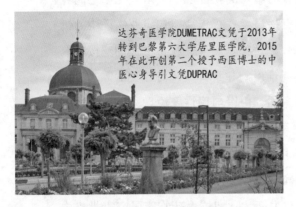

◎ 巴黎第六大学居里医学院附属医院

基于文化异同，传播中医价值

·孟凡毅·

孟凡毅　男，英国国立林肯大学林肯学院针灸系主任。

又是春季，换装踏青的季节。周五的中午，阳春微风拂面，中午和两三个同事，散步到学院后面的花园。太极之余，打坐静思。

本非仙胎，无法扫尽凡尘。心中竟然纠结是应该mindfulness or mindlessness（集中精力还是心无杂念）。回到办公室，和中国同事谈起此事，突然发现试图用中文讲这两个概念，感觉都有些词不达意。回家之后，再次梳理思路，发现准确表达这两个概念，要动些脑筋。一个是全神贯注来使意念保持在一件事上，类似中国气功中意守某个具体事情，如意守手心。而后者，则是清除所有关注点，心中无物。实际上是清醒状态下，停止思维，类似于凝神于虚空。实际练习方法，在西方可以跟随电脑或手机来练习。太极貌似中国的气功，但是无论形式还是哲学内涵，都无法画等号。

走出国门，在英国传播中医20年，这样的中文英文无法准确对应的事情，体验实在太多。比如情绪，英语文化和心理学定义的emotion和中国文化以及中医的七情，其内涵外延都有差异。因此，一一对应，是一件很困难的事情，直接翻译，必然导致内容扭曲或外延的流失。

还有就是，中医的语言，有些古今差别很大。一些古代的词汇，现在仍然在使用，可是反映的概念已然不同。比如，"中医"一词，古代是中等水平的医生，当然没有和西医比较的成分。再如，"肌肉"古意包括现代的骨骼肌（肌）和软组织（肉）。但是现代汉语的肌肉，主要就是红色的骨骼肌。按照语译版本的中医书籍翻译出来的英文书籍，就把软组织丢了。

反过来，西方人讲喝汤，那个汤是 soup，是加奶的稠汁，和中餐的汤——清汤相去甚远。如果按中国习惯，给病人建议喝汤，用 soup 这个词，那起到的作用就不会理想。也就是说，翻译时选择英语单词，也绝对不能简单得使用辞典。

在海外教中医的时候，每每发现英文书籍的表述，常常会有医理不通的一面。我总是尽力查找原文，发现问题所在，然后按照西方人的表达习惯，组织文字，尽可能通俗易懂地将中医的价值完整地呈现给英语世界的人们。

四年前，我在陕西铜川参加母校北京中医药大学的国际合作会议，夜晚参拜药王山，复诵了大医精诚的戒训，向各位领导汇报了自己在海外传播中医的所见所闻，纷纷表示如果母校启动编写新对外教材，一定倾全力，务求中医能尽展精华，奉微薄经验于文字。

返英未几，便收到教材编写邀请。时机即来，岂有虚度之理，于是毛遂自荐，愿投入中医基础和中医诊断两本教材的编写中，幸得蒋燕教授组织团队，加入其中，得以实现多年心愿。

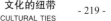
十年中医梦，百年中医人

· 林岷瑜 ·

林岷瑜（新加坡） **女，北京中医药大学国际学院外籍教师。**

2008 年是许多事情的转折点。世界金融危机、北京首次举办奥运会，我与其他 59 位新加坡南洋理工大学双学位首届学生抱着对中医的热忱、对留学的期待、对中国的好奇心，踏上了到中国学习中医的道路。

坚持走下去的动力

2010 年本科毕业，至今也不知不觉经历了人生的第十个中医春秋。当年本科毕业后我决定放弃修读生物医学博士的机会，选择继续留在北中医读针推专业硕士研究生，主要认为中医药在人类卫生健康领域有着巨大的发展潜力未被挖掘。在读硕士研究生、博士研究生期间，有幸跟随导师赵百孝教授参与各项研究工作。五年时间，我参与了艾灸器 ISO 国际标准的起草与制定工作。经过导师、课题组、专家组的不懈努力，艾灸器 ISO 国际标准终于在 2015 年问世，期间我也参与推动了国内艾绒标准的制定工作。ISO 的国际会议让我感触颇深，除了大大拓宽了我的眼界之外，也让我深刻体会到中医的国际性。众多的人在为中医的发展努力，而中国作为中医的起始国，背负着与其他国家不一样的使命。同样，北中医作为中医教育界的领军者，也背负着与其他高等中医院校不一样的使命。中医的精髓和根在中国，这也是我为什么博士毕业，回新加坡南洋理工大学工作一段时间后，除了个人原因，最终还是决定回北中医发展的一大原因。

不忘初心，矢志不渝

任职国际学院教务科管理岗这几年，我依旧坚信中医要在国际上立足，必须有科研依据支撑，秉着这个理念，我决定申请国家自然科学基金"外国青年学者研究基金项目"，有幸得到北中医国合处、国际学院领导的支持。2018年，我申请的项目立项了，应该是创造了北中医国自然项目申请成功的先例，有幸为北中医争得了荣誉。从事教务工作，对我来说又是一个转变思维的过程。当年的莘莘学子，如今成为留学生英文班的教务科老师、班主任。面对这些英文班学生，我时刻提醒自己应把教学育人放在首位。这些学生就是十年前的自己，本科五年的时间，如果好好利用，能成长的空间、能学到的知识有多庞大！

不仅是面对学生，作为教务科老师，也需与老师们、学校沟通，这锻炼了我的中文书写与沟通能力。善于利用自己的专长解决工作中遇到的难题，英文班的内经课、临床带教现场翻译教学中，每当学生说"老师，您的翻译最好"，"老师，辛苦了"，都是我持续工作的动力，默默地付出总有一天会有收获的。

十年后的自己

十年很长，十年也很短。感谢这十年来北中医带给我的机遇，感谢这十年来北中医的领导、老师们对我的帮助和支持。"十年中医梦，百年中医人"，希望十年后的明天，我仍然在为中医的发展努力。为更多灿烂美好的十年喝彩！

最美的相遇
——与中医结缘

·张家玄·

张家玄（马来西亚） 男，北京中医药大学校友，现任马来西亚传统与辅助医药管理局首席助理局长。

"一个大西瓜，中间切一半，一半分给你，一半分给他。"外公在庭院里一边打太极，一边给我讲中医故事。在那个年代，马来西亚没有中医院校，中医都是以师承的方式传道授业解惑，外公是在他父亲的亲自教导下学习看病诊治的。由于家庭环境的熏陶，我自幼便立志学医。2003 年赴乌克兰克里米亚学医6 年，获得西医学士学位。毕业后接受为期 2 年的规范化培训，之后进入了马来西亚的公立医院成为一名康复科主治医生。

2001 年我国政府发布"传统与辅助医药（traditional & complementary medicine, T&CM）"的相关国家政策，旨在协助体现传统与辅助医药在卫生、经济和社会中的价值。卫生部于 2004 年设立了 T&CM 管理局，并在全国 15家政府公立医院开设 T&CM 科室，推广马来西亚传统按摩、中医针灸等医疗项目。2013 年我通过考试获得世界针灸学会联合会的针灸医师资格，并于同年成为我所工作医院的 T&CM 科室主任。由于针灸治疗具有肯定的疗效，临床上遇到脑卒中患者前来就诊时，我都会建议他们接受中医针灸治疗。

基于工作的需求，我开始更加关注我国 T&CM 发展趋势，更多地参加传统医药的相关会议。2013 年 4 月 T&CM 管理局局长吴清顺医生派我到北京参加亚洲国家高级卫生官研讨培训班。这是我第一次深入了解中医药现代化发展的状况,并收获了在临床实践和医疗管理层面如何进行中西医结合的宝贵经验。期间,中国中医科学院广安门医院国际办公室主任崔永强教授深入浅出地为我们介绍了中医药规范化和医保支持中医药发展这两方面的工作成果;北京中医药大学国际交流与合作处处长张立平给我们分享了北京中医药大学在中医药学术上所取得的成就。

我回到马来西亚后,"北中医"总是常常浮现在我的脑海。2014 年 8 月 14 日中国国家中医药管理局局长王国强在北京与马来西亚卫生部长举行双边会谈,加快落实 2011 年 11 月签署两国关于在传统医学领域合作的谅解备忘录,其中包括医务人员培训。念念不忘,必有回响,与北中医的缘分就这样开始了。

在通过考核后,我由卫生部公派赴北京中医药大学读研究生,并获取了中国国家留学基金委全额奖学金。犹记得第一次踏入北中医校园,我感到由衷的喜悦;读着白楼前的《大医精诚》,我心生崇敬。2014 年 9 月我在东直门医院血液肿瘤科拜见了我的恩师侯丽教授和陈信义教授,从此开始了三年充实的研究生生涯。一个师门,就像一个温暖的家。老师的言传身教,深深地烙在我心中。我终于明白中医何以千年屹立不倒,除了疗效,还有这份珍贵的中医精神的传承。

北京中医药大学谷晓红党委书记、徐安龙校长、国际学院的唐民科院长等学校领导这些年不遗余力地推动中医药国际化,与多个国家合作,建设国际合作平台。同时,有幸在唐院长的介绍下,拜会北京市中医管理局屠志涛局长和罗增刚副局长等领导,了解到了中医药管理与发展面临的难题与挑战。这些都给我带来深深的触动,启发了我对马来西亚传统医药的思考。在唐院长的鼓励和侯老师的帮助与指导下,我认真回顾了马来西亚传统医药的历史,完成文章《马来西亚传统与辅助医药 30 年回顾与展望》,并刊登于《世界中医药》杂志。

2017 年 7 月我带着不舍的心情离开北京回到故乡,受委任 T&CM 管理局首席助理局长,负责政策发展工作。2018 年 3 月 13 日,我见证了 2018—2027

年国家 T&CM 蓝图的推介礼。这是马来西亚《T&CM 法令》于 2016 年 8 月 1 日生效后的另一个 T&CM 里程碑，对中医药的发展影响深远。2018 年 7 月我受任到国家癌症中心开展中医肿瘤临床与科研工作。

2019 年 1 月 7 日，北京中医药大学马来西亚校友会获马来西亚团注册局批准后正式成立。身为创会主席，我将带领马来西亚校友们共同努力，凝聚大家的力量，促进校友与母校共同发展，并为中医药事业和发展做出贡献。同时我倍感欣慰，因为终于兑现了对唐院长的承诺。

一路走来，发现自身的理想和前途始终同中医国际化发展紧紧联系在一起。感恩在最美好的年华与中医相遇！

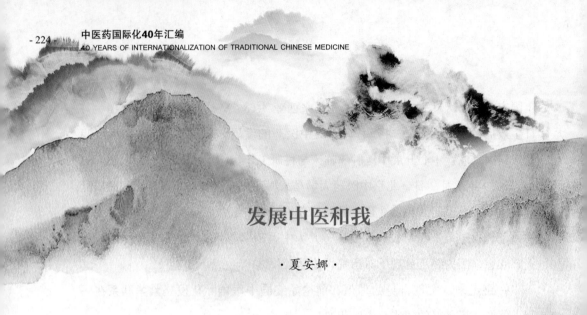

发展中医和我

· 夏安娜 ·

夏安娜（哈萨克斯坦） 女，北京中医药大学校友。

    我来自美丽的充满活力的新城市阿斯塔纳，隶属刚获得独立自主的哈萨克斯坦，它正在全面展开改革和创新变革的过程中。那时树叶悄悄变黄迎来了2005年的秋天。哈萨克斯坦共和国第一任总统纳扎尔巴耶夫明智政策之一是颁发波拉沙克奖学金，使许多才华横溢、有教养的年轻人可以有机会出国留学，交流学习经验。我有幸荣获了国家最高奖项——总统奖学金。那时候我才18岁。

    2005年11月22日，19名奖学金获得者来到了上海虹桥机场。当时只知道"你好"这个词的我，向美好未来的道路迈出了自信的第一步。

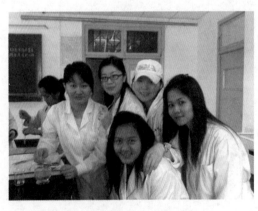

◎ 夏安娜与同学们在课堂学习实践

    现在，我掌握了汉语，为了实现自己的梦想考上了北京中医药大学"中医"专业后顺利毕业了。

    为了提高我的专业技能，毕业后我在上海中医药大学进行了为期一年的实习。

    我于2013年春季，带上在七年内所掌握的知识和经验准备

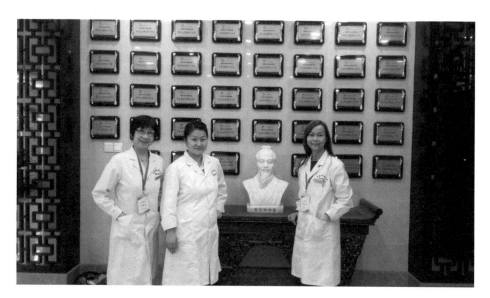

◎ 夏安娜在北京中医药大学国医堂实习

回哈萨克斯坦工作。我马上就要参加工作了，内心感觉前面道路充满明亮，令人兴奋又期待。

我的勤务工作是从卫生部下属的政府机构开始的，主要目标是将中医药纳入国内卫生系统，全面实施东方医学。

很快我就在共和党康复中心开始工作了。首先引入了注射疗法、拔罐、刮痧、艾灸疗法，以及其他中医治疗方法，后来这些中医药疗法的应用、供求越来越大。

我被升职到哈萨克斯坦共和国总统事务管理局下的医疗中心医院工作了。在工作期间，我为了提高专业技能又去过北京和上海数次。在培训期间，我们了解了新加坡、马来西亚、印度尼西亚、澳大利亚等国家的中医药状况并与其建交。

2016 年 4 月 1 日，在创

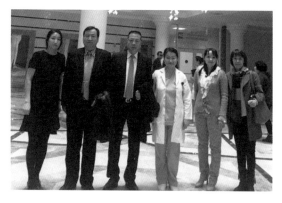

◎ 夏安娜与到访哈萨克总统医院的北京中医药大学代表团

立医院的基础上，我又开办了东方医疗中心，几乎所有的中医疗法都被广泛地
使用，受到了当地人们的欢迎和感谢。

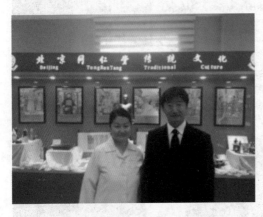

◎ 夏安娜与导师于天源教授

2016 年 6 月，我们与中国北京中医药大学代表一起召开会议并签署了双方协议。我们的目标是交流经验并提高东方医疗中心专家的技能。

随着对中药的广泛使用和草药的需求增加，2017 年 6 月，我们与北京同仁堂达成了一项中药材引进协议。如今，具有 5000 年历史的中国古代中医在哈萨克斯坦迅速发展，许多工作正在实施中。

总结来说，我感谢北京中医药大学的老师和教授在五年的学习过程中，在各方面帮助了我们。祝大学工作人员工作顺利，祝中医药在世界各地发展和传播，取得圆满成功。

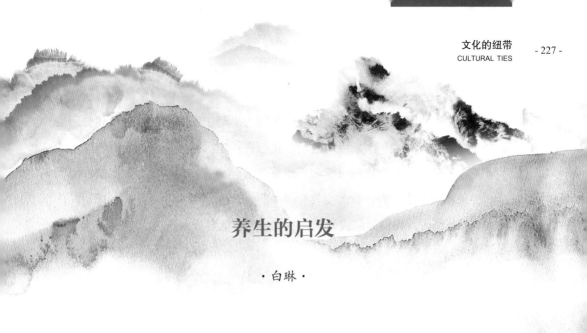

养生的启发

· 白琳 ·

白琳〔意大利〕 女，北京中医药大学校友。

中国早期的哲学家信奉观察、学习和顺应自然。他们通常没有阻碍知识发展的宗教信仰和教条，能够自由地尝试看到事物的本来面貌。

只有耐心地观察，并从全局考虑，行动才能成功。

传统术语"养生"的含义，也是滋养生命的艺术，至少可以追溯到 2500 年前。它的目标不仅仅是身体上的健康，还追求一种和谐宁静、身心合一、身心平衡、宁静、超脱过多情感的生命状态。

人要达到健康长寿涉及许多因素，其中包括预防、注意饮食和良好的作息、适当锻炼和活动，以此来"滋养生命"。具体方法有冥想、沉入下丹田的深入而缓慢的呼吸、练习气功和内化身体艺术（太极拳、内功）。

当然，生命的培养和滋养是医疗保健最核心的部分，高于对疾病的治疗。

有着两千年历史的《黄帝内经》是中国最受尊崇的医学著作，开篇就有黄帝问岐伯（黄帝的顾问）说为什么"古代"人活到一百多岁还能保持活力，而现在只活到五十岁就已经老朽了呢。岐伯答道，古人知道如何正确地生活……他们会遵循事物的自然规律。这部中国最具影响力的医学经典在开篇就阐述了生活方式是健康的关键。

2016 年 6 月在北京中医药大学获得学士学位后，我回到意大利，开始了与传统医学院和西医的合作，帮助尽可能多的人了解中医。分享对生命和健康更好的想法，与医生们合作，帮助他们建立与古代中医养生理念和实践相联系的开阔视野，学习最新的神经科学和新生物学科学研究。纳尔逊·曼德拉曾经说过："如果你想改变世界，就改变教育。"

经典著作告诉我们如何成为优秀的自己：那就要成人达己。

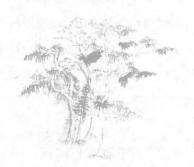

大事记
Memorabilia
▶▶▶
▶▶

北京中医药大学历史事件

1957 年

● 成为第一所接收外国留学生的高等中医药院校。

1979 年

● 第一批欧美西医医生在我校附属东直门医院接受中医培训，开设日本留学生短期培训班。

1983 年

● 与后藤学园签署两校《长期学术交流合作协议校备忘录》。

1986 年

● 成立北京中医学院国际培训部。

1990 年

● 开展中医药来华留学研究生教育。

1991 年

● 德国巴伐利亚州魁茨汀医院开诊。

● 开设北京中医学院继续教育日本分院。

1992 年

● 中韩建交，100 位韩国留学生来我校留学。

● 与西班牙马德里中医药诊所合作，派遣中医医师赴马德里。

1993 年

● 北中医校友、中美第一位交换生哈佛大学艾森伯格陪同美国记者到东直门医院拍摄纪录片。

● 我校牵头成立中医药高等学校合作交流学会，率先探索留学生管理体系。

1995 年

● 成立伦敦中医学院。

1996—1997 年

● 开展中医汉语培训班。

● 与英国米德萨斯大学合作办学，这是中国高校在境外授予学位的第一个项目。

● 建立完善的留学生管理体系。

2001 年

● 开始留学生的本科预科教育。

● 在意大利佛罗伦萨大学开设中医硕士合作项目。

2002 年

● 开展境外人员医师资格考试培训。

2005 年

● 与新加坡南洋理工大学合作，开展中医、生物双学位合作办学。

● 开设第一个整班制全英文授课中医博士班（伊朗班）。

2006 年

● 开设第一个整班制全英文授课中医本科班。

2007 年

● 成立中西医结合学科创新引智基地。

2008 年

● 印度尼西亚总统苏西洛访问我校。

● 美国卫生和公共服务部部长访问我校。

● 建立中医药与重要学科创新引智基地

2009 年

● 成立科技部中医药防治重大疾病国际合作研究基地。

2011 年

● 承办 2011 年世界中医药教育大会。

2012 年

● 成立日本学校法人兵库医科大学中医药孔子学院。

● 成立"教育部来华留学英语授课师资培训中心（中医药学）"。

● 与北京市人民政府外事办公室共同开展"驻华使节走进北中医·体验中医药"活动。

2013 年

● 土库曼斯坦总统别尔德穆哈梅多夫接受北京中医药大学荣誉教授证书。

● 入选教育部首批来华留学示范基地。

● 获批中国国家汉语国际推广领导小组办公室"汉语国际推广——中医药文化基地"。

● 我课程校"针灸学""中药学"课程入选教育部来华留学英语授课品牌。

● 举办第一届中医药英文教学工作研讨会。

● 完成国务院侨务办公室委托的"海外中医师研修班"项目。

● 举办 2013 年高校留学生中国文化大讲堂——"中医文化专场"活动。

2014 年

● 中国国家主席习近平出席并见证建立北京中医药大学"中澳中医中心"备忘录的签署。

● 我校与俄罗斯合作建立中俄中医中心。

● 召开世界中医药学会联合会"中医国际传播委员会"成立大会暨学术研讨会。

● 学校岐黄国医班整建制赴海外进行培训。

● 成立"中国—东盟中医药教育培训基地"。

2015 年

● 开设全英文授课中医硕士班。

● 举办"俄罗斯中医药立法与发展高峰论坛"。

● 举办首届"北中医英语授课师资培训班"。成立中医药防治糖尿病国际联合研究中心。完成北京市第一届中医护理英语培训班工作。

2016 年

● 刘延东副总理视察中俄中医中心。

● 北京中医药大学美国中医中心落户马里兰。

● 招收首批土库曼斯坦整班制中医学本科生。

● 在西班牙巴塞罗那大学建立科学研究中心、联合开展中医学硕士学位教育。

● 俄罗斯国家杜马传统医疗委员会主席授予王朝阳荣誉勋章。

● 入选"中国—东盟中医药教育培训基地"。

● 召开"国际中医药创新发展论坛"。

● 举办"感知中国——中医药博士论坛"。

● 中医传播学正式招生。

2017 年

● 举办"2017 中俄医疗战略研讨会"。

● 与美国中医院校签署博士研究生培养合作协议。

● 成立"中医药防治疑难疾病国际合作研究基地"。

● 获批北京市"一带一路"国家人才培养基地。

● 徐安龙校长参加"中美大学校长和智库论坛"。

● 与美国国立卫生研究院补充与整合医学研究所、意大利罗马大学、法国巴斯德研究所等世界一流科研院所在多个领域达成合作意向。

● 在美国中医中心举办"中医特色疗法"研讨会。

● 成立"北京中医药大学国际中药新资源中心"。

● 中医药首次走进法国医学科学院。

● 与西悉尼大学联合举办"中西医结合肿瘤学术会"。

● 与罗马大学、古巴神经科学中心共同主办"国际神经精神病学术大会"。

● 诺贝尔奖得主首访我校。

● "一带一路"39 个国家 42 名新媒体资深记者来我校参加"感知中医世界行"中医药媒体论坛。

2018 年

● 成立中德中医中心。

● 出版部分全英文教材。

● 与蒙特利尔糖尿病研究中心、加拿大英属哥伦比亚大学（UBC）等机构合作建设的代谢性疾病以及骨质疾病研究平台进入实质性建设阶段。

● 举办"2018 中美神经疾病中西医学研讨会"。

● 举办"中西医针药并用治疗不孕不育研讨会"。

● 美国中医中心获得美国 NCCAOM 授学分证书资质认证，成为 CCAOM 接诊考试考点，临床门诊量增长 20 倍。

● 澳大利亚中医中心第一届理事会暨新闻发布会顺利召开。

● 徐安龙校长在联合国大会做讲座。

2019 年

● 获批国家政府奖学金预科院校。

● 主办"2019 中美肿瘤学前沿双边论坛"。

● 与美国儿童医院签约。

● 西悉尼大学校长、中澳中医中心理事会联席主席葛班尼荣获中国政府友谊奖。

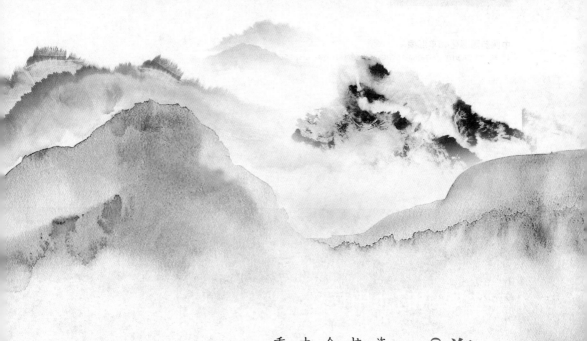

海外的桃李 ▶▶▶

Overseas students

国际化人才是促进中医药国际化发展的战略资源，作为中医药高等教育国际化发展的首善院校，几十年来，北京中医药大学先后为全球94个国家和地区，培养了近2万多名中医药专门人才，他们成了新时代推动中医药事业海外发展的重要力量。

学生眼中的北中医

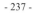

用青春浇灌梦想的第二故乡

泰国·2006级·荣良清　毕雅玛　马莹娜　安惠平　苏维莫

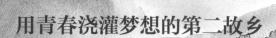

　　毕业马上就要到来了，在北京中医药大学5年的留学时光转瞬即逝，现在到了说分别的时候了。可是我们从内心里却始终不敢直面这一现实，因为母校留给了我太多太多的记忆，也教会了我做人的资本和道理，我舍不得离开这个我曾经用青春浇灌梦想的地方。

　　想当年，我们背起行囊，踏上异国他乡留学，至今难忘。北京中医药大学——是我梦寐以求的地方，能在这所在国际上享有盛名的中医药大学上学也是对一个中医学子莫大的激励。回想自己5年来的留学时光，有快乐，也有悲伤，有成功，也有失败，有失望，也有希望。离开了学校喧嚣而拥挤的食堂，没有了上课考试的烦恼，但这点点滴滴却永久地留在了我们的记忆中。忘不了那么多精心指导我们学习和生活的老师，他们尽职尽责、无怨无悔，用自己的一言一行践行为师者的德馨；忘不了曾经上课的教室，书桌里仍然遗留着淡淡的书香，多年之后，也许它们还会记得，曾经在这里奋斗的莘莘学子；更忘不了在学校认识的那么多好朋友，是他们在我学习中医的历程中，在身边不断地支持、鼓励我，让我在失败中找到光明，在悲伤时找到快乐。

　　5年的时间里，我们在学校里上课，从基础理论到临床实践课——学校精心安排理论和实践相结合的课程，上课期间到国医堂及医院见习，巩固所学知识，学有所用。我们利用周末时间跟老师出诊抄方，学习老师看病时的思路和用药的经验，为自己今后的临床工作奠定了基础。毕业实习期间，我们在科室老师的带领下，积极配合老师工作，进行一些基本的操作，并学习怎样和患者交流、查体、询问病史、书写病例等一系列医院的工作流程，学习在临床上锻炼自己的责任心、敏感性以及积极的工作态度。同时，最重要的是从不同的角度去理解中医，去体会中医在临床上的应用，同时也感受到了中国文化的博大精深。我的目标就是大学毕业以后能够回国就业，去解救那些需要我帮助的人，真正为他们解除痛苦，同时也为中医药能够在我国进一步发展贡献自己微薄的力量。

感谢母校，感谢北京中医药大学，让我们在成长的过程中汲取营养，祝福母校永远年轻，桃李满天下。

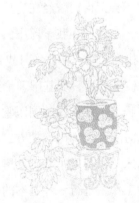

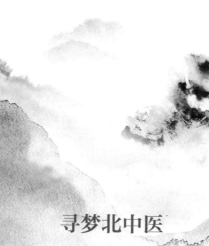

寻梦北中医

马来西亚·2006级·陈万顺

2006年的夏天，我怀揣着梦想，满怀期待地来到北京中医药大学，并在这里开始了我的寻梦之旅。现在我即将毕业了，回顾这五年留学北中医的生活，有欢笑有泪水，有感动也有激情。

我们的校园很美。道路两旁栽种着各种树木，郁郁葱葱，到了夏天这些树木像一把把伞，给校园带来一份清凉，一份幽静。花园里是各种花草的天下，到了盛开的季节，百花争艳，竞相开放，又给校园带来一份活泼，带来一份诗意，走近一看原来它们都是药材。学校工作人员细心地把它们的功效性味都标在一旁，便于同学们学习。随着小路往里走，在山重水复疑无路之际，一条小路豁然开朗，柳暗花明之中，张仲景像伫立着俯瞰苍生，静对人间百态。犹记得第一次踏入逸夫馆的中医药展厅时，我被眼前的景象惊呆了。这真是一座中医药的宝库啊！看，这里是古代的医疗用具，有我没见过的各种针具药罐等；这里介绍了一些古代名医，有张仲景、孙思邈等；这边是植物类药材，那边是动物类药材。还有一具身上好多小点的铜像，老师介绍这就是有名的北宋著名医家王惟一制造的针灸铜人。博物馆是一个宝库，在那里我学到了很多。

学校的老师们，亦师亦友。他们非常关心我们的生活，帮我们解决了很多困难。我的班主任杨老师经常与我们聚在一起，对我们嘘寒问暖，并帮我们解决学习上的困难。有一回，我因运动损伤腰部不适，到我校的国医堂去找赵老师，他不仅为我扎针治疗，还解答了我的一些疑问。这令我更加坚定了学习中医的决心。我也到国医堂跟着老师出诊学习，老师们都很认真且很有耐心地教导我。北京中医药大学的这些兢兢业业博学多才的老师们为我打开了学医的那扇门，并指导我在这条路上不断前行。

课余时间我参加了很多社团，有陈式太极拳协会、推拿协会等。每天晚上，我都会到操场上和社友们一起练拳，我们互相帮助、互相学习。我们还举办了各种郊游表演活动。第一次在众人面前展现拳术，我显得有些羞怯，但是看到师兄师姐们认真的表情，我渐渐地也放开了自己，投入其中。北京中医药大学还不时举行各种名医讲座、运动会、学术节等活动。我也积极地参与其中，这些活动让我了解到新的医学思维、治疗技术，并提高了自身的医学水平。

身为北京中医药大学的一分子，我肩负着传承并发展中医的历史使命，争取把中医带向全世界，让更多人受惠。时刻谨记我们的校训——"勤求博采，厚德济生"。

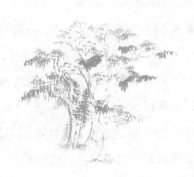

中外学生的纽带

意大利·预科 C2 班·胡幸迪

我是意大利留学生，在北京中医药大学读书快一年了，目前在预科高级班学习汉语。首先我要对老师们给我们的不断帮助和鼓励表示衷心感谢。其次我要感谢中国大学生给予我们留学生的热情和友好。这样好的学习环境，对我们留学生活产生了很有益的影响。为了加强留学生和中国学生之间的联系，老师和学生们多次举行了很有意义的活动。

去年一个博士女同学成立了我们学校第一个国际交流的社团，目的是互相帮助互相学习，举行各种各样有意义的活动，以及作为志愿者帮助其他需要帮助的人。我们的社团目前有 52 个成员，其中的 10 个负责人指导中国语言和文化以及医学知识翻译和交流，负责中医文化传播、外国文化交流、活动策划、组织、通知会员、宣传活动、赞助，以及文艺节目表演。他们举办的活动不但很好玩，而且大家还能借活动的机会，坦率地交流。国际学院组织了很多活动，其中有生日庆祝、了解中外庆祝生日文化、中药辨认、古文讲解、CCTV 采访、讲课和访谈、元旦联欢会、互赠礼物活动、经络知识讲解、肺经穴位扎针操作、清明节聚会等。子曰："三人行，必有我师焉。择其善者而从之，其不善者而改之。"在我们社团，每一个人都可以当老师，教给别的成员他已经掌握的，而每一个人也可以当学生，去参加他有兴趣的活动。愿意当老师的人在能力上还有不足，所以，我们团的创立人找到了两位指导老师，有了他们的帮助，社团的活动办得更好了。此外，老师们对我们的活动做了一些策划，并且很欢迎大家的一些意见。目前每一个成员每 6 个月捐出 50 块钱作为社团活动经费，此外为了能够举行活动我们社团的负责人还会收另外需要的钱。我们希望经费和活动能够得到学校的支持，那样我们不用收取会费了。

我在我们学校也很早就注意到同学之间的热情帮助。让我很感动的一个事情是，大家为帮助一个同学（她母亲患有癌症，手术花去很多钱，家境也不好），举行了音乐会。大家免费参加，自愿捐款。筹集到的所有的钱，都交给教办老师，再转交给她。我们想，这样她也许心理压力会少一点。另外，每一个星期，部分同学都会去一个条件不太好的学校做志愿者。他们不但给孩子们上课表以外有意思的课，还给孩子们讲一些简单的中医知识。

总之，在北京中医药大学，老师和同学特有的热情、丰富的生活、良好的学习环境，以及愉快的气氛都给我留下了美好的印象。

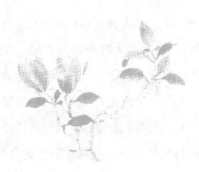

不舍留在心间

泰国·2006级·丘立富

一说起"北京中医药大学",就想起"一寸光阴一寸金,寸金难买寸光阴"这句话。时间已在不知不觉间溜走了,转眼间,我已在医院实习,所以不用再回北中医校园上课了。但是过去数载,我在北中医有着难以忘怀的时光。就在这校园内,在老师和同学的指导下,我的汉语水平提高得很快。就在这校园内,我认识了很多来自不同国家的朋友。

想起当年刚刚上大一时,我就参加了北京中医药大学里的太极拳协会。在这里我认识了一位学中医的中国朋友,他每晚都来练太极拳,他告诉我很多有关太极拳的东西,亦让我了解了到太极和中医养生的关系。后来,我们成了好朋友,自从在太极拳协会相识后,我们每天几乎都在一起,谁闲谁就去找谁,他很善良和开朗,每天他会跟我说很多幽默的话让我笑得流眼泪。我们俩互相关心,互相帮助。他经常教我很多中国成语和俗语,学习时我们互相支持对方。我给你发短信,你给我发短信,真好玩,而且很有意思。

说到我们俩的学习方法,只是互相关心互相帮助还是不够的,还要我拉你你拉我这样的精神,每天早晨六点不是我就是他会打电话叫醒对方,我们俩各拿自己的书去晨读。就在这个时候,我发现北京中医药大学里的空气是多么的新鲜,这里的学习环境是多么的优良。早晨的校园操场边,有一些上年纪的人在练太极拳和太极剑,还有不少年轻人在跑步、背书,这样的气氛在我的国家是没有的。

说回我那位北中医的朋友,放假的时候他回家去看父母,我也随他回家玩，他的家离我们学校不远，到他家之后，他的父母很热情地招待我，好像视我为他们的孩子一样。他的母亲十分热情，每一次到访，总是买菜做饭，准备满满一桌让我吃了个够。她还怕我吃不饱，把很多很多菜放在我的盘子里，这个气氛使我感到了家庭的温暖。这些感觉，都是由北中医延伸开去的。在北中医，除了学习生活之外，我还融入到了北京、融入到了中国的生活中。

我在北京中医药大学过的日子真好，有吃的，有玩的，还可以学到很多东西。在这里我认识了我一个最好的中国朋友。现在我已经大五了，时光一去不复返，我很快便会学成归国，那时候我肯定会舍不得离开这么美丽的北中医和我的好朋友，北京中医药大学的一切都深深刻在我心中。

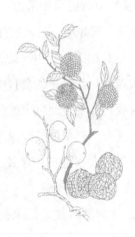

幸福的宝贵时光

泰国 · 2007 级 · 辟萨梅

一个好的大学，不仅有美丽的外表，更重要的是它有丰富的内涵。

中国最早成立的高等中医院校之一，唯一一所进入国家"211 工程"建设的高等中医药院校，以"勤求博采，厚德济生"为校训，这就是我的母校——北京中医药大学。

我是北京中医药大学中药学院中药学方向的一名泰国留学生。在北京中医药大学读了一年预科班，然后用了五年的时间完成大学本科（通过学校的批准降级了一年）。通过六年的学习，我不仅在生活中学会了独立与合作，还掌握了中药学专业的相关知识。紧张而愉快的大学生活，让我成长，使我更自信地面对即将到来的社会工作。

转瞬光阴，似水流年，六年的大学生活匆匆而过。大学生活中的酸、甜、苦、辣，尽在其中，但我仍然称其为"幸福时光"。因为它记录了我成长的点点滴滴，更多的是给予了我收获的喜悦。大学生活是一个自我磨炼的过程。若没有经过艰苦的奋斗，没有经过辛勤的付出，我们的人生将毫无意义，就如同河蚌没有经过砾沙的一次次磨炼就永远不会孕育成晶莹高贵的珍珠一样。大学是一片给予我们最多人生思考、最多汗水和最多欢乐的地方；大学是人一生中储备知识、性格成熟的最为宝贵的时期。

时光荏苒，在北京中医药大学六年的学习生涯也将随着大学本科的完成而画上句号。大学生活给我留下了经验，留下了知识，也留下了北中医的精神。回首既往，自己一生最宝贵的时光能在这样的校园之中度过，实属荣幸；能在众多学富五车、才华横溢的老师们的熏陶下度过，实属荣幸之极。在这六年的时间里，我在学习上和思想上都受益匪浅。这除了自身努力外，与各位老师、同学和朋友的关心、支持和鼓励是分不开的。在此，衷心感谢给予我关心帮助和支持、关怀和鼓励、启迪和智慧的所有的老师和朋友们，他们诚恳、无私、真挚的帮助，使我虽然身处异国，但能够时时刻刻体会到家的温暖。

我心中最大的遗憾就是在学业上没有能够得到继续深造的机会，不过我会尽量用自己所学到的知识，服务社会。

最后，我真诚地向尊敬的老师们和母校表达我深深的谢意！

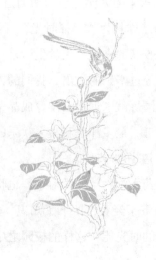

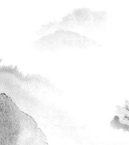

从在北中医学习开始我爱上了中国文化

韩国·林宰辉

作为一名留学生，我来到中国不过两三年的时间。刚来到北京中医药大学时，她深深的文化底蕴，浓浓的传统气息，让我对中医药充满了好奇，更让我对这所大学充满了期待。

作为留学生，来到中医药大学的第一年，我对于环境有些不适应，但是通过和中国同学多多交流，渐渐适应了老师的教学和在异国的生活。北京中医药大学在我眼里变得亲切起来。在平时的学习和生活中，我发现北京中医药大学的同学们学习都很勤奋，平时还有同学练习太极拳，练习扎针，学校里高大的树木让人敬畏，图书馆以及教室都贴着有关中医药文化的图片和文字，浓浓的中国传统气息让我觉得很新鲜，同时也让我觉得应该努力学好博大精深的中医药。

北京中医药大学作为中国最好的中医药大学，拥有很好的师资条件，很多老师都在中医药研究上做出了很大的贡献。在我们平时的课堂学习中，老师生动形象的讲解让我学习到了很多，在学习的过程中我也渐渐体会到了中医药知识的博大精深，这让我赞叹古代人民的智慧，更坚定了我学习好中医药的决心。

"勤求博采，厚德济生"是我们学校的校训，这句话告诉我们不仅要学习好中医药知识，还要做一个有道德有良心的好医生，作为中医药大学的学生我感到很自豪。学校不仅拥有最优越的师资条件，学校图书馆的图书也让我觉得对于我们学习中医很有帮助。业余的时间我们可以去图书馆看书开阔视野，了解更多的中医药知识。学校的设施简单朴实，老师也很朴实亲切，校园里面还有很多药用植物，都写着标签特别方便辨认，让我觉得既简单易学又充满了传统文化气息。

中医药大学是一所充满传统文化气息，有着浓浓的学术氛围，具有强大的师资力量的学校。同学勤奋努力，老师知识丰富，和蔼可亲，校园环境安静整洁，学术气氛浓厚，拥有厚厚的文化积淀和众多学术研究成果，让人心里不免少了几分的浮躁，多了几分的敬畏。在北京中医药大学学习，不仅让我学到了中医药知识，更让我收获了一份沉淀的心境，让我了解了中国文化的深厚底蕴。我将会在以后的生活中继续学习中医药知识，学习中国文化。

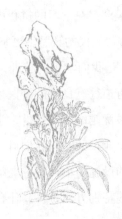

小学校的大神奇

韩国·2010级·金钟熙

别人知道我是来自韩国，而且读中医，总忍不住问我这个"北中医"留学生：你觉得在北京念中医怎么样？跟韩国的"中医"一样吗？读书好玩吗？诸如此类的问题。所以这次回应一下对我的留学生活感到好奇的人！从小时候到现在，我的梦想就是当医生。而长大后我认识到，中医的治疗方法跟西医比较起来更自然、更有益无害。所以我对中医，继而对毗邻我们国家的北京中医药大学很感兴趣。

我在高中读书的时候参观过北京中医药大学。这所学校给我的第一印象是：非常小。因为第一步踏进这个校园是从学校西门，而看见西门时我心里只以为这只是学校众多校门中最小的一个，肯定不是正门。后来才发现这已是最大、最主要的门了。

可是，学校的大小其实不是最重要的，最重要的是学校如何培养学生成为医生。北京中医药大学是全世界学习中医的第一学府，这里有好多经验丰富的老师、教授，有很多学习、接触中医的机会，培养出了许多中医人才。

朋友的妈妈告诉我，能在中国学习中医是很有意义、很值得的。我们都知道，韩医（韩国的中医被称为"韩医"）本来就源自中国，现在韩医在韩国亦很受欢迎。所以我在中国学习中医的决心就更强烈了。

我眼中的北京中医药大学是很神奇的。操场可能是北中医最能体现中国文化的地方吧，在这里总会有机会欣赏中国传统武术：舞剑、太极拳，还有好多我不知道但好看、有意思的武术。此外，在食堂我了解到了不同食物的药效，每天在吃的食物原来有各种不同的疗效！可以通过吃食物，不用吃药就能治疗疾病了。国际学院内也张贴了不少药材的图片，这才发现原来有些看过、很漂亮的花草，都是中药材啊！整个校园就是在告诉我中医取法于自然。

初步接触上课内容时，从长辈口中得知学习中医很困难。当时我感到有点恐惧，但进了北中医、学习课程后才发现，其实中医真的很有意思。比如说人和自然界的平衡，阴阳五行，藏象……上大学语文课时，又学习了孔子、孟子的儒家的仁爱思想，其中我特别喜欢孔子的"君子说"……

另外，在北中医认识的来自世界各地的同学、朋友也让我获益良多。因为我在韩国的家乡不是大都市，很少有机会接触外国人。来到北中医，周围都是外国人，通过交流，不仅了解到不同国家的文化、经济、环境，而且还了解到他们对中国文化、中医的感想。例如，有位较年长的从美国来的同学，他对中医的兴趣比一般学生都要浓厚，因而掌握的中医知识也很多，对中医有更深入的了解和更深的感想。从"洋人"身上我学到很多中医的知识，是很有意思的事。友善的外国同学们，让我对北京中医药大学产生了感情。

能得到在北京中医药大学学习的机会让我很高兴，因为我能得到的不仅仅只是中医知识，而是让我长大、学会更多的一个人生过程。

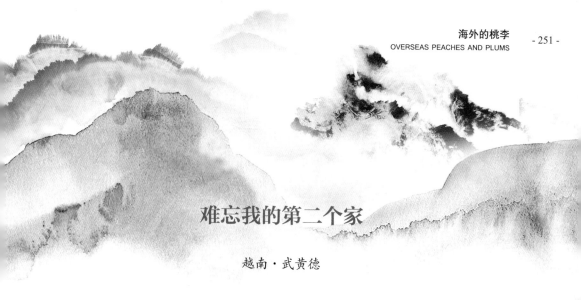

难忘我的第二个家

越南·武黄德

我在中国到现在算起来快八年了，八年时间对我来说是很长的时间。由于远离家乡，远离家人，每个留学生都觉得很孤独，我也不例外。八年的时间转眼就飘过去了，经历过的很多事情让我永远都不能忘记。北京中医药大学是我在中国学习的第二所大学，在这里度过了与我紧密相连的七年时间。对我来说北京中医药大学就是我的第二个家，在这儿有很多关心我的老师，有很多各国朋友。在这里经历过很多事情，但有一件事我一直都不能忘怀。在我上大一的时候，我的班主任是徐静老师，从我上预科班到上大二她一直是我们的班主任。她和学生的关系很好，我也很喜欢她教学的方法。我记得快期末考试时我生病了，一直在发高烧，连着一个星期都不能上课，我一个人照顾不了自己。看到我没去上课，徐静老师多方联络找到我的联系方式，通过打电话给一个越南女同学找到我，并送我到医院治疗。后来，我的身体逐渐好起来，能去上课了。我很感激我的老师和我的朋友。徐静老师和我不但是师生关系，也是很好的朋友。期末考试结束后，当我高高兴兴地准备回国过暑假的时候，不幸的我又一次遇到困难。当时我丢了钱包，所有准备买机票的钱都丢了，在越南家里的经济状况也不好，我无计可施，很郁闷。我把这件事跟徐静老师说了，她很着急。最后她借给了我买机票的钱，我感动得快哭了。我没想到我的老师会这样照顾学生，特别感激。我按时间安全回国，愉快地度过了暑假。暑假过去，我回北京来准备开始新学期的学习，没忘把钱还给老师，还给她带了一些我国的特产小吃，她很喜欢。她给我那些钱虽然不算多，但是对我来说永生难忘。

我深深地感谢她。到现在虽然她不再是我的班主任老师了，也不能经常见面，但是我还是很感激她。现在我也快毕业了，无论在哪里我都不会忘记我的第二个家——北京中医药大学，和我的亲人——各位老师，谢谢！

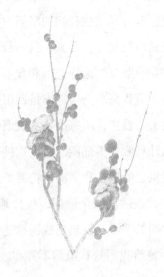

第一次穿白大衣的时候

韩国·崔我凛

　　我来北京中医药大学的时候，不管是我还是我的家人，最期待的是去医院实习。本以为要等好几年，没想到一年级就开始去国医堂见习。

　　第一年级第二个学期，3月底时，班长突然跟我们说："我们的见习时间已经被安排好了，请大家来看一看。而且，去见习的时候，一定要穿白大衣。"那时候，我的心跳得很快，想快点去见习。当时的我，诊断及中药、方剂等基础课还没有学完。很害怕去见习时什么都不知道，会做错。但是，听到班长这么说，还是很期待快点去。

　　2010年4月15日星期四，是我来到北京中医药大学之后，第一次去见习的时间。而且是来到北京中医药大学第一次穿白大衣的时间。当时进入诊室时，期待比担心多。但是，开始见习后，我的自信心开始下降了。感觉老师诊治的病人所有病情及症状都很复杂，没有像书上讲得那么简单。而且，我本以为病人的诊断会很明确、很典型，一看到病人就都能明确所有的病情及病名。但是实事却完全不一样。

　　当时老师跟我们讲："医生也不会诊断出所有的病。像感冒一样简单的病可以明确诊断，但是现代人由于环境的问题、科学过速发展等的问题，所患疾病也越来越复杂、越来越怪，到现在还解释不清的有很多。"

　　老师还说："到现在，看病之后能明确给出诊断的医生很少，大部分的医生都是在很多可能性中，根据病人的症状，慢慢排除其他的可能性，最后抓住一个或两个剩下来的可能性来开药。"这时候，我感觉学医真的很难，如果想当好医生，就要考虑到尽可能多的可能性。而且还体会到医生读书的重要性，多去医院实习更重要。一直在家里或在图书馆读书并不代表是好医生。

我现在读大学二年级了。已经学完了中医诊断学、中药学、方剂学等课程。按照老师说的，我已经可以去见习了。但是我还是觉得不够，鞭策自己要努力读书。

我现在仍然去国医堂见习。但是现在我穿白大衣的时候，感觉到的不是期待，而是责任感。虽然，诊病的人不是我，但是在门诊跟着老师看病的时候，心里总想把那里所有的病人都治好。希望将来能成为一名不但能治好患者的疾病，而且还能理解病人的好医生。

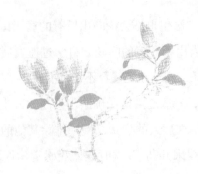

我喜欢北中医的一切

日本·2010级·桑田心惠

　　我已经在北京度过了一年。这一年中有很多美好的回忆。我记得那是刚来北京的时候，我非常担心。我能不能跟上课程，能不能交到朋友，都是我担忧的。但是，一个月后我就适应了北京的生活。因为同学们和老师们都很亲切，我在这里过得很开心。

　　我喜欢北京中医药大学。来北京以前我不知道北京中医药大学是什么样的学校。但是来了之后了解到北京中医药大学自然环境得天独厚，而且设备完善，学习环境也很好，课程也丰富。每位老师都很关心我们学生，每位学生都很认真地学习。所以我觉得在北京中医药大学学中医对我来说是最正确的选择。

　　我对中国历史和文化很感兴趣。在自己的国家学过一点中国的历史和文化。预科期间跟老师们同学们一起去了故宫、798艺术区等。故宫里的古代建筑真了不起，我觉得故宫是富有中国特色的建筑。去798艺术区时，里面非常宽大，差一点迷路了，里面可以看到许多的艺术作品。除了故宫和798艺术区，我还去了茶馆和四合院。虽然去了很多地方，但是一点也没觉得累。而且了解到好多中国历史和文化，所以通过这次的活动我有很大的收获。

　　在学校里我有好多喜欢的地方，比如学校里的林荫道、图书馆等。我喜欢春天和夏天的林荫道的风景，这时候的风景很美。想换换心情的时候我经常在林荫道上散步；操场也是个好地方，晚上去散散步，可以放松心情。图书馆里有很多有关中医方面的书，还有很多西医方面的书和中文的小说，在图书馆里学习会有很多收获。所以我经常去图书馆学习，为了提高我的汉语水平有时候会借汉语的小说。

我以后会努力学习，跟更多的人交流知识，体验各种各样的事，和美好的学校生活。

以后在北京中医药大学学中医的过程中，可能会遇到很多困难和失败，但是无论遇到什么困难，我绝不中途放弃。

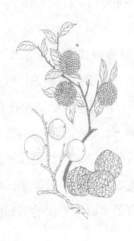

最好的学习平台

日本·柳井杜莎

去年 9 月，我开始了在北京中医药大学的学生生活，一切都令我感到非常新鲜。学生宿舍就在校园内，学校的图书馆和教室会开放到很晚，为学生提供了良好的学习条件。食堂里的饭菜多种多样，从医食同源角度进行选择搭配，体现了学校对学生身体健康的关心和重视。

在学术讲座方面印象最深的是基础医学院举办的岐黄讲坛，一共有八讲。第一讲是高思华校长的"阴阳五行之我见"，通过大自然的变化规律介绍了阴阳五行，使我对五行有了新的认识。第二讲是谷晓红教授的"温病学误区之我见"。第三讲是李兴广教授的"《中药学》学习方法谈"，提出了六点学习中药学方法，第一明确地位，承上启下；第二学好总论，夯实基础；第三抓住重点，掌握功效；第四对比归纳，融会贯通；第五把握共性，突出特性；第六注重实践，关注进展。这些给同学们指明了一条有效的学习方法和途径。第四讲是贺娟教授的"道家思想影响下的《黄帝内经》"。第五讲是谢鸣教授的"我眼中的方剂学——汇聚中医经验与理性的学问"，论述了方剂学的重要性及学习方法，而且在临床上要活用，最后精彩地回答了学生提出来的问题，通过这一讲我对方剂学产生了浓厚的兴趣。第六讲是陈明教授的"读经典，做临床"，指出背诵经典的重要性，先背诵，然后去理解，最后正确地运用到临床上。并且举出了很多的临床病案。第七讲是王新佩教授的"试谈《金匮要略》治法与临床"。第八讲是王庆国副校长的"古典经方的跨时空传承"，讲述了经方与时方的区别，指出经方具有配伍严谨、作用明确、煎法精巧、禁忌清楚、疗法确切等特点，并且论述了经方怎样才能治疗现代疾病。尽管还有很多知识没有学，通过岐黄讲坛，对中医有了初步的了解，知道现在应该先做些什么。每个讲座都聚集着老师们几十年的经验，每一次都有极大的收获，回味无穷，都是难能可贵的机会和享受。

在实践方面，我们从一年级开始就可以到国医堂临床见习，看老师们是怎样治疗患者的，通过这样的见习更明确了学习的目的。

我眼中的北京中医药大学是一个务实的大学，给学生提供了各种学习平台，在这儿能享受到最好的师资，学到宝贵的中医知识。

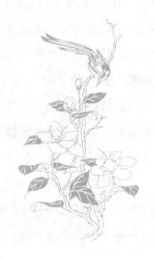

我在中医药大学得到宝贝

韩国·李炫辰

　　我来中国留学已经八年多了。在这么长的时间中，我最珍惜的是在北京中医药大学学习的时光。虽然我在中医药大学生活的时间很长，但不是时间的原因才让我如此珍惜。我五年以前就已经想好了我的未来，当时就决定了要来北京中医药大学上学。因为只有这所学校能帮助我未来的发展。我的父亲是韩医学博士，在韩国是很出色的医生。虽然我能在韩国学习韩医，但是来北京学习中医的原因是因为中医是韩医的远祖。所以我爸爸每次都给我强调中医的根本，他想让我知道中医的重要性，以后可以传承家业。我真心地接受爸爸的建议。北京中医药大学给了我这么好的学习中医的机会，所以我在学习中医的过程中，一直很感谢中医药大学。我已经学习中医五年了，中医虽然很难学，但是很有意思。我对于临床特别感兴趣。学习完一个知识点以后，可以与其他方面联系起来想。比如，根据患者的情况，我可以在方剂上把药物分量加减，或者通过诊脉以后可以看出潜藏的疾病等。在学习中医的时间里，我有很多感兴趣的事情，下面我介绍在临床实习中发生的一个故事。

　　上学期我结束了本科的整个学程，从今年3月份开始在医院实习。刚开始我在消化科实习，当时还没熟悉医院的环境，感觉什么都很陌生，但是那时候我认识了很善良的大夫和师姐们，他们很关心我，认真地帮助我适应消化科的环境。但是，第二天早上，在办公室里交班的时候，那个小屋子里有30多人。我突然感觉空气不足而且头痛、腹痛起来。我根本站不住，痛得要命。我立刻出门了，我几乎快要昏迷。我依靠着墙，慢慢地进房间找卫生纸。在房间里的一位护士看到我后，问我怎么回事。但是我没有力量回答，赶紧去卫生间，然后我突然呕吐和泄泻。刚才看到我的护士很担心我，在卫生间前边等着我。我已经有阳脱的感觉，身上出了很多汗，手脚冰凉并发抖了。护士扶持我一起去那小办公室叫大夫。在办公室里的 30 多人看到我的情况后太惊讶了。很多大夫和护士扶着我去病房，帮我卧床后扎针。我在床上卧的时候，他们经常来查看我的症状，给我葡萄糖水。过了一段时间，我慢慢恢复了。但是我还是有头痛、恶心的感觉，大夫们让我赶快回家休息。消化科是我第一次实习的科室，而且在消化科只有我是外国人。因为我对医院的环境不熟悉，他们都很关心我，所以那天的事情我永远都记得。我真地感谢他们的帮助。经过这件事情，我去医院实习更加认真而且更爱学习中医。我在实习时，不跟韩国朋友一起实习。因为跟韩国朋友一起实习的话，自然用韩语，我觉得这样的态度对中国老师、学生没有礼貌。跟中国学生一起实习时，我的汉语水平提高越来越快，而且学习的东西也很多。每次早上我来医院后，我首先看每个病人的病历。查房之前，我都要先了解每个病人的状态。这个方法对于跟大夫查房很有帮助，那时候老师对我们说的内容我们也听得懂。我觉得在医院实习所学到的内容加深和巩固了课堂上老师所传授的知识，所以我很喜欢去医院实习。

我在学习中医的过程中，收获的东西很多。我是东方人，很适合学习中医。现在世界医疗技术发展迅速，大部分病能治疗，但是后遗症也增多。西医的治疗方法虽然能很快治疗病人，但是很多部分对病人不太好。所以最近世界上也是越来越重视中医。中医能帮助他们慢慢地恢复，没有那么强烈的副作用。有些人认为中医哲学思想，根本没有科学的道理。我觉得这样的想法绝对是不对的，我也不是完全理解中医的整个方面，但是中医是研究人体的理论，能帮助人类健康的生活。我很喜欢学习中医，以后我当医生还是会为了病人的健康而努力工作。

我的想法都是在学习中医以后产生的。所以对我来说，这想法不仅是一般的想法，是我未来发展的基础，就是我在中医药大学得到的宝贝。

我爱你，我永远的榜样

哈萨克斯坦·苏朋

我美丽的北京中医药大学坐落于中国首都北京这座古老而现代化的大都市。我爱中国北京，我爱我的北京中医药大学。

我来自哈萨克斯坦国，现在是大三学生，初次来到这陌生的国度，因为不知道这里的人们对我们这些来自外国的学生怎么样，会不会排斥，会不会看不起。虽然心里激动而兴奋，但还是有些许的忐忑。

来到了这里以后，我彻底放下了心里的恐惧，这里的人们热情、好客，尤其是学校的老师，还有那些可爱的中国学生，对我们热情、友好以及无微不至的照顾，让我深深地感觉到家便如此，因为初来很难沟通，有一天傍晚我患重感冒举目无亲，不知所措，而对我来说最大的障碍就是语言不通，让我觉得很失落又很无奈不敢去医院。后来我鼓足勇气给我们中国的同学打电话，那位同学二话没说就大半夜地从他家打车过来把我送到医院，办理所有手续一直陪我到天亮，这让我非常感动。虽然这是一段很难过的时光，但是也是一段非常美好的回忆，我将永远地埋藏在我的心里，谢谢你我亲爱的朋友。

中医药对我来说是一门陌生而神秘的科学，它拥有着几千年的历史，世世代代传承着这么古老而神圣的医学，它的诊脉诊断有时比现代化工具更具有准确性。而对于我们这些外国学生来说，对中国的传统文化尤其对中医更是认知度非常的微小，接受起来更困难，但老师们不厌其烦地一点一滴地教导我们，我们非常地欣慰我会从不起眼的芽苗慢慢地成长为可以遮风当雨的大树，我由衷地说声谢谢，而它的兴荣不衰系着钻研于中医药的这些学者及老师们的坚持不懈的努力。我们中医药大学培育的杰出人才，遍布中国各地，乃至全世界。

我们学校不仅在专业方面抓得紧，而且在做人、做事方面也非常有榜样作用。

我来这所学校也快四年了，我已经完全溶入到了中国，它的文化、它的历史都让我深深的着迷，我从来没有后悔过来中国，来到北京中医药大学。中国、北京中医药大学、老师、同学你们将是我这一生中最美好的记忆及财富，我会努力奋进，不管以后在哪里，我都会以中医药大学为榜样，我爱你，我的北京中医药大学。

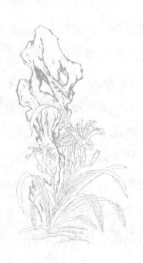

灾害无情，人有情

日本·吉川淳子

3月11日星期五，下课了。我和同学们到学校附近的朋友的茶店玩儿。

"吉川，日本发生了巨大地震！你家人没事吗？"

朋友一见到我就让我们看电脑的新闻。黑色的海啸袭击过来海边的小镇，小小的汽车怎么跑也跑不了，纷纷被冲走了。黑水还冲垮不少的房屋，有些房屋起火了。

"是不是电影？"我们不能相信自己的眼睛。

"汽车和房屋里面不是有人吗？到底发生了什么？"我思绪混乱，幸亏朋友们马上安慰了我。

我立刻和家人联系。茨城县的弟弟家电话不通。除了他们以外其他人都没事，后来知道弟弟家也没事了。

接到报道，老师们、同学们一个接一个地给我打电话或者发短信问我家人是否安全。连已回国的同学们也给我国际电话。邻居们过来看我，走路时遇到的人都过问日本的情况。

遇难者不断地增加，福岛核电站也爆炸了。核泄漏问题极度恶化，对当地的人们和整个日本人造成的后果怎么样？每天早晨醒过来时我都感觉这是一场噩梦，但过几秒钟发觉一切都是真正发生的事实。

地震一个星期后的18日，学校举行了日本留学生慰问会。学校的领导、老师们、中国同学们特意过来慰问了我们。大家的默哀、声情并茂的讲话充满了温暖。如同亲人的声音缓解了我们一个星期的紧张，泪水不由得涌了出来。

每个日本同学收到了装着亲切的慰问信和电话卡的信封。会上大家唱起来《北国之春》，衷心纪念北国灾区的平安。

过了几天，利用午休时间日本学生举行了募捐活动，受到师生们的广泛关注。

"我们不是邻居吗？"有个韩国同学递给钱。

"我也经历过汶川大地震。还记得那时日本帮助过我们。"有个中国女生把钱包里的所有的钱往募捐箱放进去了。捐款达到了21200元人民币，通过日本红十字会送往了日本灾区。

说实在的，我没想到学校和中国朋友、留学生朋友这么热情地关心我们。由于日本侵华的历史和还没正式谢罪和赔偿的事实，我一直怀着内疚的心情，所以这次感到有点儿不好意思。而且泄漏的核物质不仅仅影响到日本国内，还造成全球规模的污染。不过大家向我们伸出了手。

地震后三个月，遇难者一万五千多、失踪者八千多，福岛的十万人因核污染而避难，重建家园的路途还遥远。可是我们有国际朋友。

"灾害无情，人有情"。我眼中的北京中医药大学就是充满慈爱的母校。

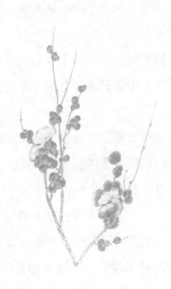

美好的青春时光

韩国·林载承

　　我是在北中医留学的一名韩国学生，专业是针灸推拿学，从 2006 年 3 月份预科班开始，我学中医已经 5 年多，还有几天就本科毕业了，作为即将完成本科学业的留学生，我最近经常会回顾我的大学生活。

　　我刚开始留学的时候，学校的环境让我感到陌生。陌生的校园，陌生的教室，陌生的课本，陌生的同学和老师……不过，这种陌生的感觉很快就没有了，因为班里同学们对我都很好，在他们的帮助下我马上就适应了崭新的环境。当时我还发现我们学校校园虽然不大，但是校园绿化做得很好，满校园里都是花枝招展形形色色的树和花。每年春天我就喜欢在校园里溜达溜达，我最喜欢从国际学院到学生食堂的一条路，这条路上有很多高高的古树，让人感觉这些古树像温馨地怀抱着学校里所有的学生和老师似的。

　　本科生活 5 年的时间里，我学过很多不同的课程，也经历过不少的事情，其中我最难忘的，是初次上人体解剖学的那天。我入学以来最期待的课就是人体解剖学，这不是因为喜欢尸体，只是心里产生的一种好奇吧，电视或电影里做人体解剖总有人呕吐，但我想我绝对不会。大一第二个学期，解剖学的第一堂课终于来了，初次见到人体的骨头，我当时想：这个是以前生存过的某个人的身体的一部分，我感到既紧张又兴奋还有点害怕，真是很难用一个简单的词语来形容当时的感觉。我那天还注意过别的同学的反应，大家都好像没事似地观察着骨头，不知道他们是真的不紧张还是心里紧张但没有表现出来，我跟尸体的初次见面那样就过去了。可能因为第一次课堂上对自己的刺激有点大，从第二次开始，我也不怎么紧张了，之后学习内容是人体的一些关节以及肌肉，那些肌肉标本要比骨头更让人感到恐怖，但是我当时都已经适应了解剖教室的环境和尸体标本，心里还觉得我果然是个适合学医学的材料，现在回顾起来觉得当时的我还很可爱呢，是个很好玩的回忆。

在大学学习期间，我认真学习每门课程，虽然有时候感觉很累，有些课程也很难，但是在我的努力下，我都顺利地通过了全部课程，取得了自己满意的成绩。还有几天就要告别大学生活了，我的青春大部分时光都是在北京中医药大学里度过的，虽然我也不知道以后在我的人生中会发生什么样的事情，但是就像第一次上解剖学课的那天一样，正是因为不知道，所以很期待很兴奋。还有一点绝对没错，就是我在大学里这段青春时光是最美好的并且永远忘不了的。再见，北京中医药大学。

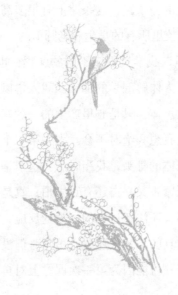

"静"

韩国·田智慧

回忆着我在北京中医药大学的五个春秋，过往的种种记忆悄悄地涌上了心头。慢慢地，我眼中的北京中医药大学渐渐清晰起来，"静"也许是我能想到的最贴切的形容词了。

北京中医药大学的校园里，几栋50年代的老楼懒洋洋地躺在那里，就像是年迈的老者，不管外面怎么变化，它们都还是那么的宁静、安详，不愿意多说一句话。数十棵高大威风的杨树如卫兵一般，精神抖擞地矗立在老楼的边上，似乎在表达一种不离不弃的感情。两个小花园，虽然不大，却像孩童一般藏在老楼和杨树的身后，调皮地若隐若现。还有一个现代化的公寓和操场，就像是时髦的年轻人，给校园带来一丝年轻的气息。除了饭点，你很难在北中医的校园里发现"人群"，更多时候，你会看到零零散散的中医学子散步在校园的各个角落，如果你运气好的话，你还会在操场上发现许多太极拳和梅花桩的武林高手。整个校园似乎就是一个和睦的大家庭，安静得躲在老北京喧哗的土地上。也许很多大学的校园都会有这种氛围，可能是我感情上更倾向于我的母校吧，从韩国第一次来到北京，就感觉到处都是人，很拥挤的感觉。当我迈进学校的西门之后，一种放松的感觉就爬上了我的心头，也许正是因为这种初次的感觉，使我一直觉得我的北京中医药大学很安静。之后，我慢慢地接触到了学校里的老师和同学，由于语言方面的问题，我们留学生在学习和生活方面经常会遇到很多困难，多亏了他们，我才顺利地完成了本科学业，如果单独提起他们，我很可能会忘说许多老师和同学，因为给我留下记忆的他们太多了。所以，在我眼中，中医药大学的老师和同学们融合成了一个整体，他性格含蓄而不乏热情。也许是中国的传统文化熏陶下的结果吧，我很喜欢这种慢悠悠的生活方式，和这所宁静的校园很搭调。

　　作为一个留学生，受困于语言，我很难把自己对北京中医药大学的感情完全地呈现出来，我最想说的是，我很喜欢北中医宁静的校园，热情的老师，性格慢悠悠的学子，在飞速变化的中国，我眼中的北京中医药大学真的很"静"，很美。

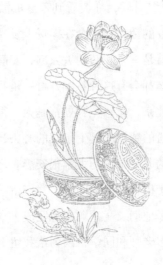